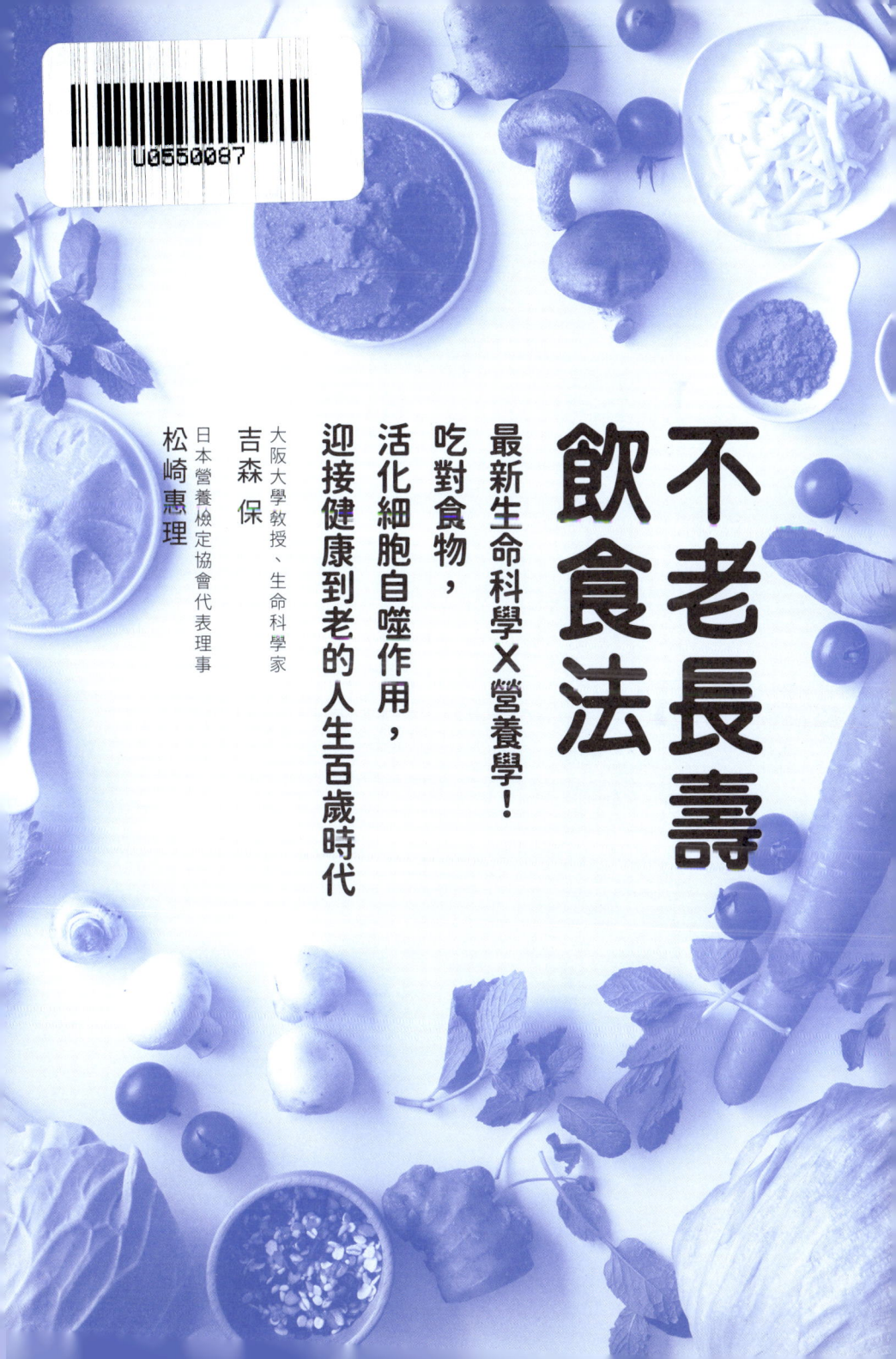

不老長壽飲食法

最新生命科學 × 營養學！
吃對食物，
活化細胞自噬作用，
迎接健康到老的人生百歲時代

大阪大學教授、生命科學家
吉森 保

日本營養檢定協會代表理事
松崎惠理

前言

「上了年紀還是想要保持活力。」「希望外貌維持年輕。」「不想臥病在床。」

翻閱本書的你，應該抱著這樣的想法吧。

這是一個人生百年的時代。平均壽命大致呈現成長的趨勢。根據WHO（世界衛生組織）2022年發表的世界平均壽命，日本為84.3歲，位居世界之冠。過往公司的退休年齡是55歲，20世紀末已經往後延到60歲，如今，有意留在職場的人士已經可以工作到70歲了。

另一方面，並不是每個人都可以精力充沛地活到死前那一刻。健康方面沒有問題，日常生活不會受到限制的期間，稱為「健康壽命」。平均壽命與健康壽命存在差距，平均數值男性約為8年多，女性則為12年左右。也就是說，大多數的人都會與病魔纏鬥約10年的時間才會死去。

也許你會認為「雖然如此，這就是人的宿命啊。」上了年紀之後，身體沒那麼靈活，自然容易生病。大部分的人對這件事深信不疑。不過，根據生物學的最新洞見，「老化可以避免」已經逐漸成為常識了。本書將詳細介紹，某種老鼠跟短尾信天翁在臨死之際依然能保持青春。在年輕的狀態下死去。同時我們也會闡明幾個哺乳類延長壽命的方法。

也就是說，古代統治者心心念念的「長壽不老」即將不再是夢想。

自噬作用也許就是解方。

我想應該有不少人聽過「自噬作用」這個詞吧。也會有人認知「不知道那是什麼，不過對健康有益」。最近還流行一種刻意延長空腹時間的「細胞自噬減肥法」（這個部分將於第1章詳細說明）。

自噬作用的英文為Autophagy。如同其名，當初人們認為這是細胞處於飢餓狀態時，將會分解細胞內的物質，轉化為養分以存活的機制。空腹狀態可以使自噬活性化，所以減肥法經常提到這個作用。

然而，自噬作用的效果並不只有在飢餓時確認營養來源。研究發現它還有促進細胞內新陳代謝，也就是細胞新生，如導致病原體及失智症的蛋白質斑塊或已損傷的粒線體等有害物質。

自從人們發現自噬作用與疾病的關係後，人們對自噬作用的關注程度瞬間提升。如今，人們相當期待能藉由活化細胞自噬機能，以預防癌症、阿茲海默症、巴金森氏症、脂肪肝或心臟衰竭。

自噬作用可以提升因高齡而下降的免疫力，對於預防傳染病也相當有效。有動物實驗發現，在維持細胞自噬的情況下，即使年屆高齡，依然能維持高水準的運動量。此外，細胞新生也引起美容業界的關注。只要善加運用使細胞新生的自噬作用，應該會發展出與現在完全不同的預防斑點與細紋的方法。

和過往的細胞自噬相關書籍相比，本書將會更深入地闡述最新的研究結果。

我們該如何活化自噬作用呢？可以輕易達成嗎？請大家放心。只要稍微調整現在的生活，即可提高自噬作用的效果。而且不需要擬定特別困難的策略，只要重新審視飲食生活即可因應。

我們將在第 1 章介紹何謂自噬作用，了解為何自噬作用是健康不可或缺的環節。

第 2 章先解說飲食的基本型態，再具體介紹想要活化自噬作用時，該吃什麼，又該怎麼吃。

第 3 章將介紹使用活化自噬作用的食材製作的食譜。製作上沒有什麼難度，即

可品嚐美味的佳餚。匯集了各種食譜，讓每天三餐不再單調，把自噬作用納入生活之中。

第4章介紹與美容、疾病的關係。比第1章更深入地探討最新的研究結果，了解自噬作用將如何改變我們的健康。

第5章介紹利用飲食之外的方法，提高自噬作用的生活習慣。

本書是研究自噬作用的第一把交椅——生命科學家與營養學專家的共同著作。由雙方彼此討論，補足各自的專業。

書名《不老長壽飲食法》目的是在各位讀者以「長壽不老」為目標時，提供有效的食譜與生活習慣。

至於是不是「絕對能長壽不老呢？」我們只能說：「現階段，世界上還沒有能確實實現的方法。」相信大家也理解這個事實。

然而，有接近長壽不老的方法。透過動物實驗或使用人體細胞培養實驗，或是人類的流行病學調查，也許可以達到長壽不老，根據我們取得的結果，確實讓我們

6

充滿期待。本書要介紹的即為基於上述證據的飲食技巧，相當具有參考價值。

本書將介紹有助於細胞自噬的食材，儘管對身體有益，請避免三餐只食用特定的食材。

重點在於營養均衡。

均衡攝取必須的營養素，即可打好飲食的「地基」。地基打好之後，還少不了養成習慣額外攝取對身體有益的食材。若是房子的地基沒打好，屋子的壽命就會縮短，遇到緊急狀況時，完全沒辦法應對。

輕鬆、有效地飲食，也能促進細胞自噬活性化。我們將從自噬研究的最前線介紹相關的飲食技巧及生活習慣。

第1章、第4章、第5章由吉森執筆，第2章、第3章主要由松崎執筆。

如何均衡飲食呢？如何提高自噬作用呢？執行之後，你的身體會有什麼變化呢？讓我們一起看下去吧。

7　前言

目錄

前言 2

第1章 自噬作用促成長壽不老

不需要斷食16小時，也能發揮自噬作用機能！ 14

自噬作用的力量 17

自噬作用擊退病原菌 22

老年就不再作用 30

利用飲食生活促進活化！ 32

第2章 提高自噬作用的食材及基本食用方法 37

1 什麼是均衡飲食 38

只食用特定食材無法維持健康 38

關鍵在於蔬菜怎麼吃 41

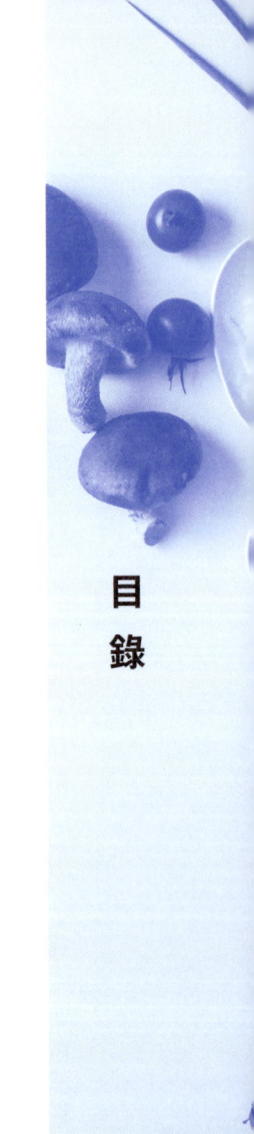

並不是食用大量蔬菜就OK 42

「代謝症候群」的成因是缺乏營養素 43

為什麼醣類太少也不好 45

攝取足夠的蛋白質不容易 46

早、午、晚都要吃 48

兒童不可比照成人的飲食法 50

2 具體的飲食方法 53

先打好「地基」 53

已知的人類必須營養素 54

基本的吃法──備齊主食、主菜、配菜、湯品的餐點 56

主食的意外優點 59

利用主菜攝取蛋白質的好處 61

配菜不等於生菜 64

湯品──別太介意鹽分 66

水果──果汁跟果昔不算水果 68

莫忘發酵食品 69

輕鬆、簡單的均衡飲食 71

第3章 每天都想吃的自噬作用食譜

有益自噬作用的食材 73

① 納豆 73
② 味噌 75
③ 醬油 76
④ 起司 77
⑤ 香菇 79
⑥ 鮭魚 80
⑦ 蝦子、螃蟹 81
⑧ 鮭魚卵 82
⑨ 葡萄、紅酒 83
⑩ 綠茶、抹茶 84
⑪ 橄欖油、橄欖 85
⑫ 莓果(草莓、藍莓等) 87
⑬ 石榴 88
⑭ 核桃 89
⑮ 堅果 90
⑯ 薑黃(鬱金) 91

促進自噬作用活化的食用方法 93

第3章 每天都想吃的自噬作用食譜 97

◎早餐〈日式〉食譜 雜穀飯、簡易滑蛋鮭魚罐頭、配料豐富的味噌湯 98
◎午餐〈西式〉食譜 核桃麵包、起司及納豆的簡易蛋捲、醃漬蔬菜及香菇、莓果優格 100
◎核果味噌肉燥涼麵 102
◎鮭魚與香菇的起司味噌火鍋 103
◎綠花椰與香菇炒蝦仁 104
◎蟹肉罐頭的香菇豆腐羹 105
◎香煎納豆起司海苔 106
◎櫻花蝦味噌烤飯糰 107
◎納豆味噌沾醬 108
◎微波香菇 109

◎橄欖、蘑菇蒸烤鮭魚 110
◎咖哩佐薑黃飯 111
◎紅酒凍 112

第4章 養成美肌與不易生病的強健體魄

1 自噬作用讓你變美麗 114

自噬作用與美容 114
抗老化要從細胞做起 115
細胞自噬也有美白效果 116
保養細胞成為美容的常識 118

2 利用自噬作用打造不易生病的身體 119

人體不會迅速改變的原因 119
自噬作用也能殺死細菌 121
治療阿茲海默症的救星 123
具有癌症免疫效果,發病後反而成了弱點 126
避免老化 129
延長壽命,同時延長健康壽命 132
80歲也能跑完全程馬拉松 137

第5章 利用生活習慣強化自噬作用！ 149

在不服藥的情況下強化自噬，才是最佳狀態 150

不睡覺的人容易死 151

睡眠也能促進自噬 153

努力做有氧運動吧 154

將自噬作用加入日常生活 155

利用均衡的生活強化自噬作用 158

不老不是夢 160

結語 164

自噬作用讓你不容易生病 139

總結自噬與疾病的關係 141

即使沒發揮自噬作用，人類還是能以某個形式存活⋯⋯ 146

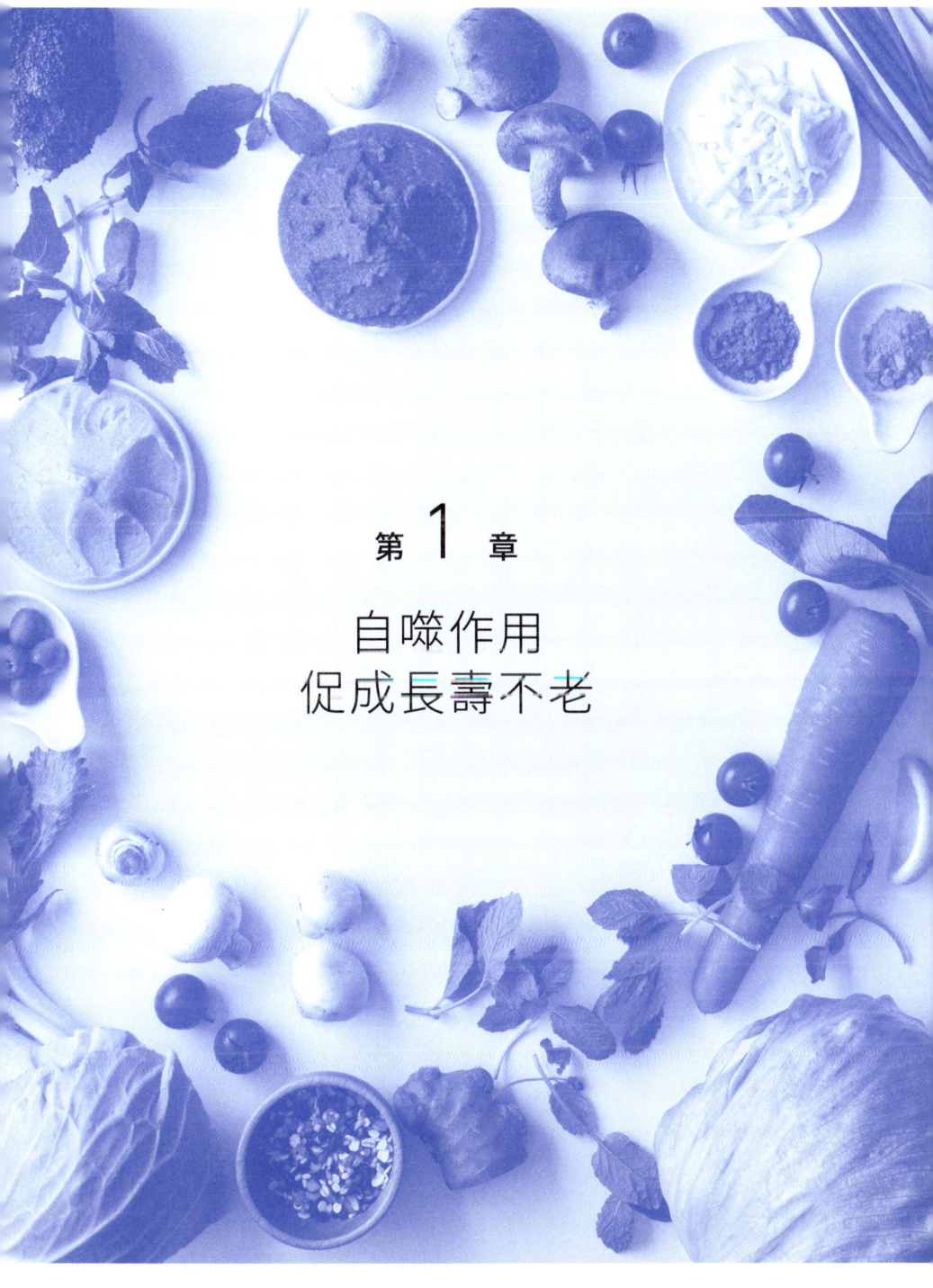

第 1 章

自噬作用
促成長壽不老

不需要斷食16小時，也能發揮自噬作用機能！

近年來，輕斷食成為熱門的話題。

「12小時減肥法」、「168斷食」、「半日斷食」等名詞，成了媒體的寵兒。這幾種延長空腹時間的減肥法，共通的最大優勢便是「自噬作用」。當人處於空腹狀態時，細胞內部將會啟動自噬，將人體受到的損壞歸零，由人體的內側開始恢復年輕，這是這些減肥法的原理。

身為一名研究自噬的專家，對於普羅大眾熟知研究內容一事，自然是非常開心，同時，我也覺得有點奇怪。老實說，掀起熱潮後，人們也對自噬產生一些誤解。

舉例來說，<u>有人主張斷食十幾小時後，可以促進數倍的自噬作用活性化，不過目前並沒有相關的研究數據</u>。

也許有些人認為自噬作用必須在斷食的情況下才會啟動，不過<u>自噬隨時都在各</u>

14

位的體內運作。

「空腹狀態＝減少熱量」確實會活化自噬作用，不過並沒有證據能指出是12小時或16小時。倒不如說，讓隨時在體內運作的自噬作用維持在一定的水準，對健康更加重要。

我認為斷食確實有不錯的效果。

減少熱量可以讓內臟休息，燃燒脂肪。還能預防高血糖及體內發炎。自噬作用也很有效。**經由動物實驗，我們得知控制熱量可以延長壽命**，不過這是自噬作用帶來的效果。

另一方面，研究發現斷食控制熱量與控制一餐的熱量，兩者效果相同。只要控制熱量攝取，無論什麼方法都是一樣的。

也就是說，不需要像個苦行僧，忍著不進食，**只要每餐都吃八分飽，應該也會有效。也能活化自噬作用**。

倒不如說，極端的斷食也有缺點。

第1章　自噬作用促成長壽不老

過度斷食時，由於營養不足，將導致肌肉被自噬作用分解，無法再度合成，或是肌肉縮小。此外，也有研究指出，在絕食的狀態下突然進食，將導致血糖值急速上升，造成動脈硬化。

前言似乎說得太長了，在閱讀本書之前，希望各位記住一件事，就專家的角度看來，不少方法都缺乏明確的佐證資料。在生物學、營養學上，都有缺點。因為極端的手段實施起來比較簡單，所以才會引起人們的關注，手段極端的健康法或飲食術有所缺陷。

本書將提出佐證，介紹活化自噬作用的飲食方法及生活習慣。

自噬作用並不是減肥法，也不是斷食法。而是一種讓人類維持健康的細胞作用。如今，我們更發現它與生活習慣病、失智症、傳染病、腎臟病、心臟病、改善肺炎等發炎息息相關。此外，人們也在從事提升免疫，延長健康壽命的效果，以及與美容相關，如有效預防斑點、細紋等等相關研究。經由改善飲食生活及生活習

16

慣,都能強化它的功效。

本書也會提出促進自噬作用的食品、食用方式,在此之前,讓我們先來了解什麼是自噬作用,又有哪些效果吧。了解之後,應該可以加強各位的健康意識。

自噬作用的力量

健康不可或缺的自噬作用

「人類是由什麼構成的呢?」

聽到這個問題時,各位會怎麼回答呢?

我想很多人應該會浮現「皮膚」、「骨骼」、「內臟」等答案吧。

其實它們全都是由「細胞」組成的。

人類由37兆個細胞組成。

在每一個細胞之中,又存在著許許多多的物質。還有物質組成的「器官」。有

17　第1章　自噬作用促成長壽不老

些器官負責生成熱量，有些器官負責消化物質。有些像人類社會中的「馬路」，也有「回收工廠」。

細胞中的物質將會為了整體發揮各自的作用。早在好幾億年前，細胞就擁有比人類社會的物流網更有效率、井然有序的物流機制。就某種層面來說，這是一個比人類社會更精確運作的世界。

由於每一個細胞都能正確地發揮機能，所以我們才能平安無事地度過每一天。

也就是說，健康指的是細胞正常的狀態。相反地，疾病指的是細胞出問題的狀態。

當細胞無法正常作用時，我們的身體就會變差，最終甚至導致死亡。

細胞也有恆常性的特徵。指的是身體狀態維持一定水準的生命現象。聽起來可能比較困難，由於此一恆常性，才能讓我們的體溫、體重維持在一定的範圍之中。

大多數的人在日常之中，幾乎都不會意識到細胞的恆常性吧。根本沒有人會說：「哦哦，今天也託細胞的福，讓我跟昨天一樣有活力。」

然而，我們應該可以憑感覺了解體內的各種調節。因此，當體溫到達39度

時，我們會覺得身體有點奇怪，若是體重一個星期少了5公斤，我們也會懷疑是不是生病了。

失去恆常性，人體無法維持穩定。也就是生病了。儘管有各種原因導致細胞失去恆常性，當細胞活動不如往常時，就會導致疾病。細胞不正常便是疾病的原因之一。

因此，對人類來說，維持細胞正常非常重要。自噬作用則具備維持細胞正常的重要效果。

自噬並不是一種物品的名稱。而是「回收細胞裡的物質，分解與回收」的現象或系統。

我們聊了細胞內的「社會」，不妨請大家想像一下，自噬作用有如垃圾車一般，將物品載到回收工廠的光景，也許更容易理解吧。

順帶一提，自噬作用清運的不止是垃圾。詳情將在後續的篇幅中說明。

19　第1章　自噬作用促成長壽不老

歷久彌新的自噬作用

我想大部分的人應該是在近幾年才聽過「自噬作用」一詞。因此，也有不少人認為這是一種非常新的發現。

自噬作用確實是在這幾年成為雜誌、電視、書籍上的健康熱門話題，不過人們早在半個世紀以前，就已經發現自噬作用的存在。

1963年，比利時的克里斯汀・德・迪夫（Christian René de Duve）就細胞內部分成分遭到分解的現象，依照「吃掉自己」的意思，命名為「自噬」（autophagy）。

他並不是在刻意尋求自噬作用的情況之下，發現了自噬作用，而是在進行細胞內其他研究的過程中，發現此一作用。

後來，人們在每一年中僅發表幾篇～幾十篇關於自噬作用的論文。為什麼整整半個世紀都沒有受到關注呢？這是因為人們尚未了解它的機制與作用。如今，相關論文已經增加為一年一萬篇左右。

理由顯而易見。生物學家**大隅良典教授在酵母中發現自噬的相關基因，並於1993年發表**。

簡單來說，基因就像生命的設計圖。是闡明生命機制的重大提示。了解設計圖後，也可以得到揭發自噬機制的線索，加速研究的步伐。

這個發現讓大隅教授獲頒2016年諾貝爾生理醫學獎。其後，本書的筆者之一——吉森及東京大學的水島昇教授證實自噬是動物共通的機制，研究人數因此呈現爆發性成長。自噬廣泛地存在於酵母等類的單細胞生物，以至於人體之中，基本的機制幾乎完全相同。

雖然不限於自噬，當我們得知一個研究可以應用到人類身上時，就能引起更多人的興趣。對人類有益的可能性也跟著直線攀升。回顧自噬作用的歷史，它算是一個很容易理解的例子，原本是一個不知道有什麼用途的研究，後來成為對人類有所貢獻的研究。

自噬作用擊退病原菌

攝取營養

自噬大致可以分類為3種作用。

前面已經提到第一種，**空腹時自行分解，轉化為養分的功效**。這也是自噬最廣為人知的效果。

自噬是由希臘文的吃「phagy」加上「auto（自己）」組合而成的新詞。日文稱為自食作用。因此，我們可以從它的名字了解，這是一種自己食用動物或植物細胞的物質，藉由破壞來打造能量或生成全新細胞材料的機制。也是為了在飢餓狀態下存活的生存機能。

由於此功效廣為人知，所以人們普遍認知「空腹時自噬作用將會活化＝輕斷食

22

對身體有益」。

然而，如果我們只闡明這個功效，我想自噬作用備受囑目的程度應該不像現在這麼熱門。

修復細胞內部

第二種作用是<u>細胞內部的新陳代謝機能</u>。

人體由37兆個細胞組成。儘管每一個細胞都是肉眼看不見的大小，細胞內部卻存在著數不清的物質。自噬將會每天慢慢地分解細胞內的物質，進行汰換。對我們的健康來說，這是非常重大的作用。

以我們賴以為生的熱量來源之一，蛋白質為例吧。

成年男性每天最好能從肉類、雞蛋、牛奶等食物中，攝取大約60～70公克的蛋

白質。另一方面，**人體每天大約可以合成大約 240 公克的蛋白質**。細胞將會合成蛋白質。

你應該會「咦？」一聲吧。兩者顯然不合邏輯。

明明只吃下 70 公克的蛋白質，卻能合成 240 公克的蛋白質。而且 1 天只有 70 公克的蛋白質會拿來當成熱量消耗掉。

為什麼人體要合成 240 公克的蛋白質呢？

至於人體是用什麼方式合成 240 公克的蛋白質呢？主要來自於自噬作用分解了 240 公克的蛋白質。體內約 37 兆個細胞的蛋白質，全部加起來多達好幾公斤，而自噬分解了其中的 240 公克。

聽到 240 公克，也許會覺得分量非常多，對 37 兆個細胞來說，只不過是幾%而已。人體將會日復一日地破壞並重建全部細胞的幾%。

講到這裡，大家可能又會「咦？」一聲吧。

大家是不是有一個疑問，「分解 240 公克，又合成 240 公克，有什麼

意義呢？」

分解蛋白質也需要熱量。特地運用熱量分解，再次合成一模一樣的東西，這麼做有什麼意義呢？你是不是會想，要是沒有特別的意義，不分解也沒關係吧？

實際上，這個分解再次合成的行為，長期以來一直是個謎題，隨著自噬作用的研究，我們才得知這個行為與維持健康有著非常密切的關係。

有一個實驗是破壞老鼠自噬基因的結果。人們培養了各種實驗鼠，進行各種實驗，例如「只有肝臟不會產生自噬作用」、「只有腎臟不會產生自噬作用」等等。於是發現不會發生自噬作用的器官容易生病。停止肝臟自噬作用的老鼠，肝功能很快就衰弱了，停止腎臟自噬作用的老鼠，則出現腎功能衰弱的現象。

於是我們得知，即使處於細胞沒有任何問題的狀態之下，藉由自噬作用破壞、再次重建細胞內部的作業，非常重要。

舉一個大家比較熟悉的例子，把它當成汽車維修，也許比較容易理解吧。

25　第1章　自噬作用促成長壽不老

舉例來說，你買了一輛新車。買了10年之後，車子也許還能開，不過外觀跟性能應該都是中古車了。

即使車子沒有故障，如果我們每天都更換零件，又會如何呢？今天換方向盤，明天換引擎，幾十天後就變成一輛新車，持續更換的話，**即可維持新車的狀態**。

再舉一個例子吧。帕德嫩神廟跟伊勢神宮都已經存在2000年之久。雖然帕德嫩神廟是石造建築，氣派又充滿傳統氣息，不過已經破破爛爛了。另一方面，伊勢神宮是木造建築，如今還是光亮如新。

伊勢神宮會舉辦式年遷宮，每20年重新改建一次。在左右側保留面積相同的佔地，每經過20年，就會在空地打造一棟一模一樣的建築物，落成之後再破壞舊的建築。重建的原因一方面是為了將技術源源不斷地傳承給年輕人，也可以說是為了更新，不斷破壞的作業。

前面也說明了人類的健康乃是因為維持恆常性，細胞的新陳代謝正是維持恆常性的基礎。自己能跟昨天看起來差不多，也是拜細胞內部推陳出新的自噬作用之賜。

26

除去有害物質

接下來是第三種作用。細胞內部的新陳代謝將會隨機分解細胞內部的物質，不過自噬作用將會<u>鎖定細胞內部的「敵人」，進行攻擊與消除</u>。

所謂的敵人可能是入侵的病原體、導致失智病的蛋白質斑塊或是已經損壞、正在傾洩有毒物質的器官，種類繁多。簡而言之，就是對細胞有害的物質。

在以往的醫學常識中，當病原體（細菌或病毒）逃進細胞內部後，我們就無計可施了。長期以來，人們都認為只能處理細胞外部的病原體。

自噬作用顛覆了此一常識。擊退逃進細胞裡的病原體，這項全新的免疫系統受到熱切的關注。最近人們才發現<u>還有其他能夠察知細胞內部外敵的機制，不過，只有自噬作用具備察知與擊殺的強力作用</u>。

諸如目前已經得知可以捕捉、分解沙門氏菌與鏈球菌。還能抵抗大家熟知的皰

27　第1章　自噬作用促成長壽不老

圖1　自噬的作用

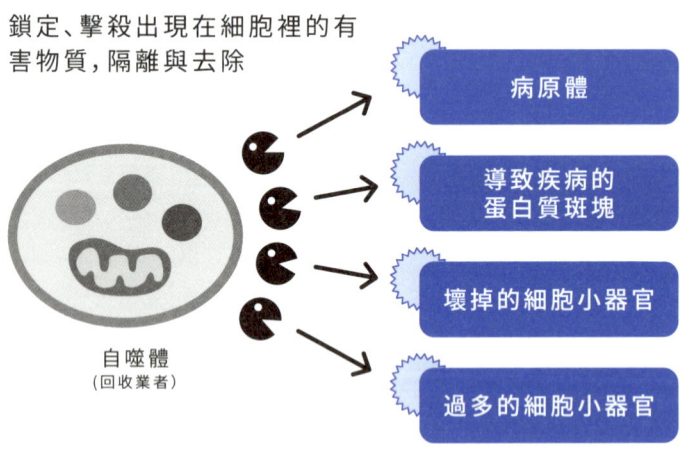

自噬的作用之一是排除體內的有害物質。　　　　　　出處：吉森製作

疹病毒與流感病毒（當然無法除去所有的病原體）。

除了病原體之外，能去除導致疾病的蛋白質斑塊、已經損壞的器官。這也是非常重要的機能。

自噬作用會在細胞內部進行新陳代謝，汰舊換新，還能替換整個細胞。不過並不是所有的細胞都能汰換。腦細胞與心臟細胞從出生到死亡都不會汰換。當細胞不能汰換時，汰換細胞內部，使細胞維持正常的機能就更加重要了。

28

圖2 自噬作用與健康壽命

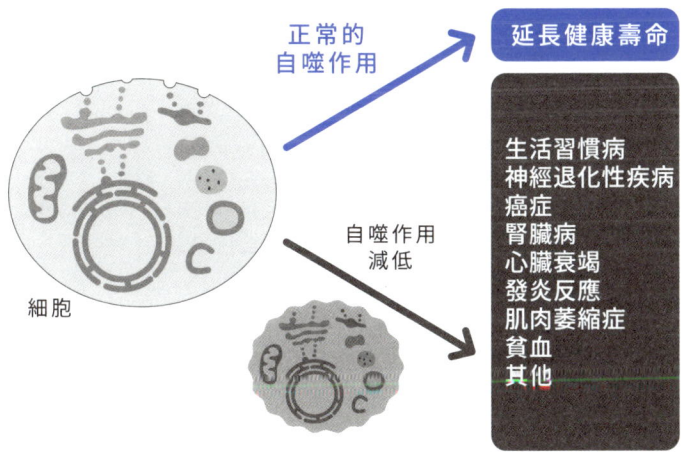

當自噬作用減低時，免疫力也會下降。

出處：吉森製作

大家熟知的阿茲海默症與巴金森氏症等神經退化性疾病，便是蛋白質斑塊堆積在腦細胞裡，使細胞死亡導致的疾病。自噬作用也會清除這類蛋白斑塊，如今，維持此一功效是否能預防疾病，成了熱門的研究議題。

自噬作用之所以成為非常熱門的研究內容，乃是因為人們得知它對健康有益。我們將在第4章詳細敘述疾病、老化與自噬作用的關係，活化自噬作用時，不僅能解決特定疾病的治療問題，也極有可能**強化免疫力、延長健康壽命**。

老年就不再作用

然而，活化、提升自噬作用，抑或是自噬作用低下、減弱，又是怎麼回事呢？

所謂的自噬作用，指的是細胞中會形成小小的回收業者，包覆住各種事物（自噬體）後，運送至回收廠，在工廠分解後發生的現象。

活化自噬作用，指的是大量生成自噬體，分解更多的事物。雖然自噬體平常會慢慢地生成，當它的數量減少時，自噬作用就會低下。

此外，當某些原因導致工廠的分解量減少時，也會造成自噬作用減弱。

只要測量自噬體數量、自噬體是否會分解運到工廠的事物，即可測量自噬作用的活化程度。

儘管自噬作用的功效是維持細胞健康，它也有缺陷。而且不是逐漸減弱，而是急速下滑。

<u>隨著年紀增長，作用也會變得遲緩</u>。

在動物實驗中，我們得知任何動物只要超越生育年齡（能產下小孩的時期），自噬作用就會降低。

很遺憾的是，我們目前仍然無法釐清人類會從幾歲開始面臨自噬作用低下，可以確定的是，自噬作用將會隨著老化減弱。如果我們把動物減弱的年齡換算成人類的年紀，<u>可以推測出大約是**60歲左右**</u>。結果當然存在著個體的差異。我們可以把60歲視為一個重大關卡。然而，就人類來說，正常老化同樣存在著相當大的個體差異，甚至有些人在40歲過後就會面臨自噬作用減弱的問題。

聽到老年會減低自噬作用，你會想：「什麼嘛，結果還是無法對抗年紀……」，但請先放心。

<u>**即使自噬作用曾經減弱，還是能促使它提升**</u>。

也就是說，<u>**只要維持自噬作用，上了年紀也極有可能保持充沛活力**</u>。這絕對不是痴人說夢。

我們已經逐漸找出活化自噬作用的方法。從明天起，也能把這些方法加入你的生活之中。

利用飲食生活促進活化！

活化自噬作用的成分

重新審視生活習慣，即可提升自噬作用。

尤其是改善飲食內容，是每個人都能採納的方法（我們將在第5章詳細說明生活習慣與自噬作用的關係）。

我們已經在天然的食物成分中，找出幾種可以活化自噬作用的成分。

最有名的就是「亞精胺（Spermidine）」。

納豆、熟成起司、豆腐、香菇、醬油、味噌都含有豐富的亞精胺。

早在自噬作用的研究盛行之前，亞精胺就已經備受關注。

有研究顯示，根據飲食調查，攝取富含亞精胺食物的人，罹患心臟衰竭等心血管疾病的風險比較低。

此外，也有報告指出，100歲以上的人體內有較多的亞精胺。經由動物實

驗也得知亞精胺有延年益壽的效果。

就我們所知的自噬作用對人體的效果，亞精胺能發揮「抗體」作用，保護身體免受病原體侵擾。

人類生成抗體細胞的機能，也會隨著老化衰退。這就是我們上了年紀之後，不容易生成抗體的原因。

萃取老年人生成抗體的細胞，加入亞精胺後進行實驗，所得的數據指出此舉將會活化自噬作用，使細胞恢復活力，生成抗體。因此，自噬作用可以有效改善免疫力低下。

此外，最近的研究也發表了亞精胺可恢復老年人對癌症的免疫力等相關論文。

儘管我們不清楚是否為自噬作用帶來的效果，不過我（吉森）認為可能性相當高。人體也可以生成亞精胺這種物質，不過，隨著年紀增長，生成量也會減少。高齡人士由飲食補充的效果較佳。

33　第1章　自噬作用促成長壽不老

圖3 活化自噬作用的食物

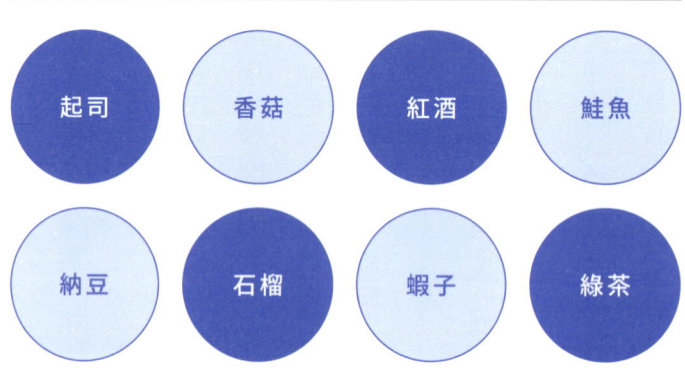

攝取特定食物中的成分,可以活化自噬作用。
經動物實驗也確認為延長壽命的成分。

除了亞精胺,也有其他已知可以促進自噬作用活化的食物成分。

例如「尿石素」(Urolithin)。尿石素存在於石榴、莓果類、核桃等堅果類的食物之中。

之前說過自噬作用「負責清掃細胞內部」,我們已經確認尿石素可以促進此功效。

此外,動物實驗也有報告提出尿石素的作用使線蟲壽命延長了1.2倍。我們會在第4章詳細說明,這份報告提示了自噬作用可以延長健康壽命的可能性。

紅酒及葡萄含有的多酚「白藜蘆醇（Resveratrol）」也能促進自噬作用活化。經由動物實驗，我們也確認了白藜蘆醇具有延年益壽的效果。雖然我們不清楚是否為自噬作用的效果，不過我們可以肯定攝取白藜蘆醇與長壽相關。

其他還有蝦紅素（Astaxanthin）（螃蟹與蝦子富含的物質）、兒茶素（catechin）（綠茶及抹茶含有的物質）等等，都是已知能提高自噬作用的成分。

也有妨礙自噬作用的食物

另一方面，也有妨礙自噬作用的食物成分。

那就是 脂質 。

脂質是效率良好的能量來源，過量攝取並不是一件好事。會導致自噬作用低下。

最應該避免的便是炸雞塊、炸魚、天婦羅等等炸物或拉麵等高脂肪食物。

大家應該都了解油膩的飲食對身體不好，經由與人類相同的哺乳類動物──老

35　第1章　自噬作用促成長壽不老

鼠實驗中，得知油膩飲食會使肝臟之中的自噬作用低下，也是脂肪肝的成因。過度攝取高脂肪食物，不僅對肝臟有害，也會使自噬作用的活動減弱，形成各種弊害。

就活化自噬作用的觀點看來，「別吃太多炸雞跟拉麵，可以食用納豆、熟成起司或菇類，飲用紅酒」。

然而，實際上應該會想：「不可能每天都吃納豆……很快就膩了」。儘管我們了解活化自噬作用對健康有益，如果活化自噬作用成了生活的目的，也許每天的飲食就會失去樂趣了吧。

不管對健康多好，只顧著持續攝取對自噬作用有效的成分，似乎不夠實際。

不勉強、開心愉快地飲食，使自噬作用處於活化的狀態，維持健康壽命。該怎麼做才能達到這一點呢？我們會從營養學的角度出發，在第 2 章進行說明。

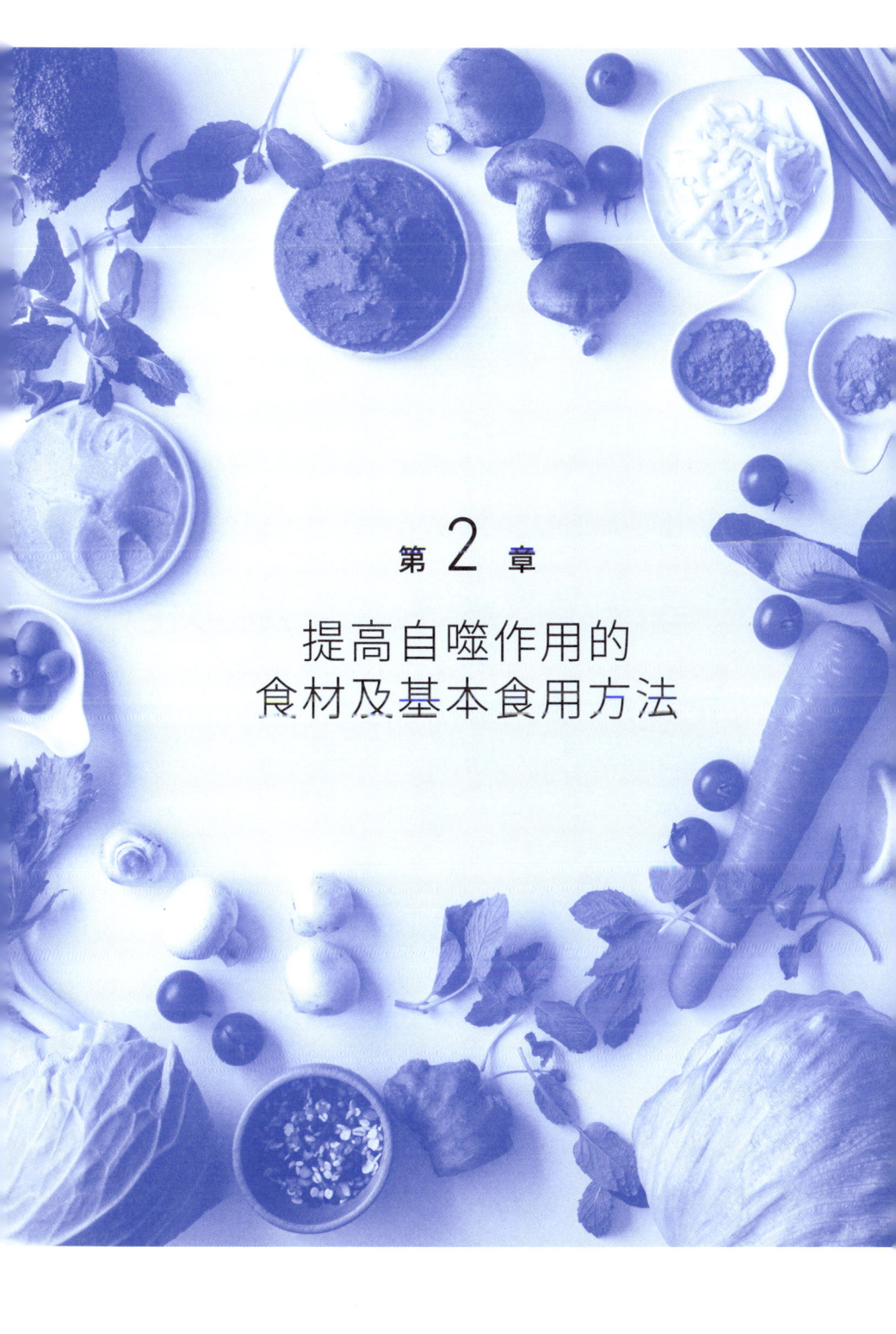

第 2 章

提高自噬作用的食材及基本食用方法

1 什麼是均衡飲食

只食用特定食材無法維持健康

「我的身體不好，該吃什麼呢？」「有沒有推薦什麼食物，吃了可以維持年輕呢？」因為工作的關係，經常有人問我這些問題。

「我知道自噬作用對維持健康很重要，不過我該吃什麼？該怎麼吃呢？」翻開本書的你，應該也抱著這樣的念頭，讀到這裡吧？

38

就結論來說，光是食用某些特定的食物，無法維持健康。即使可以促進自噬作用，也有破壞健康平衡的風險。

重點在於「不偏食」。

塑造穩固的飲食型態，再以附加的方式攝取「對身體有益」、「促進自噬作用」的食物，這樣的態度才是最重要的。

因為納豆跟紅酒可以促進自噬作用活性化，所以每天都攝取納豆跟紅酒，這樣沒問題嗎？有點勉強吧。

也許有人會想：「這是極端的例子吧。」在不知不覺中，養成極端的飲食生活，這就是我們現代人的特徵。

尤其是忙於工作的中高齡者，容易採取高糖高油、缺乏蛋白質、蔬菜或水果的飲食。

各位是不是經常沒吃早餐，中午比較忙，所以到公司附近吃個義大利麵、蕎麥麵或蓋飯，快速打發呢？晚餐應該也有不少人是利用加班的空檔，隨便吃個便利商

39　第2章　提高自噬作用的食材及基本食用方法

店的便當充數吧。

「確實是這樣⋯⋯。可是我不吃油炸食物。」、「我會在中午的蕎麥麵加一顆雞蛋。」也許大家會注意這些細節，結果吃進肚子的卻是以碳水化合物為主，蛋白質不足的菜單。

舉例來說，<u>一名體重60～70公斤的成年人，每天應該攝取60～70公克的蛋白質</u>。詳情會在後面的篇幅中敘述，如果沒有刻意在飲食中攝取的話，很難達成這個數字。

另一方面，也有人是「徹底控制醣類，飲用乳清蛋白，所以攝取了充足的蛋白質」，這種方式反過來會因為醣類不足，對身體造成不良的影響。可以說是過度重視健康，反而破壞健康平衡的例子。

我們在第1章也提及，健康是指每一個細胞都維持正常的狀態。

因此，我們需要各式各樣的營養素，最有效率的方法便是攝取均衡飲食。

40

關鍵在於蔬菜怎麼吃

聽到「健康飲食」、「均衡飲食」的時候，你會浮現什麼樣的印象呢？

我想應該很多人認為「吃夠量蔬菜」吧？

實際上，我（松崎）身邊也有不少人認為「攝取大量蔬菜的飲食＝健康的飲食」。

從營養的觀點看來，食用蔬菜肯定是一件好事。

據說每天的蔬菜攝取量應以超過350公克為目標。也許你會認為要達到這個量很困難，只要稍微注意食用方式，例如加到湯品的配菜裡，要達到攝取量並不會太辛苦。

然而，並不是吃什麼蔬菜都好。

購買超市整袋的切絲高麗菜，只吃高麗菜絲，也許比完全不吃蔬菜好一點，不過這並不是一種好方式。

有意識地攝取深綠色蔬菜、菇類和海藻（雖然不是蔬菜），不要偏食，足量攝

並不是食用大量蔬菜就OK

「蔬菜很重要，所以我喝果菜汁。」這樣想的人也不少，不過我們並不建議這種方式。

雖然要視商品而異，不過只要加到果汁裡，醣類就會偏高。此外，有些營養素經過加熱處理後，將會遭到破壞。為了飲用方便，大部分的果菜汁也會去除膳食纖維。雖然果菜汁可以攝取到β－胡蘿蔔素、維生素、礦物質等營養素，<u>比起每天</u>

取，這一點非常重要。不需要執著一定要吃新鮮蔬菜，冷凍蔬菜也沒問題。最近可以買到青花菜或秋葵等等各式冷凍蔬菜。

例如在豆腐或納豆之中，加上切碎的秋葵或青花菜，即可同時攝取蛋白質與蔬菜。此外，蔬菜加熱後體積也會縮小，容易大量攝取，也能享受不同的調味方式。活用冷凍蔬菜、直接食用番茄或小黃瓜、將蔬菜加進味噌湯裡、利用微波爐加熱、快炒、燉煮，運用不同的方式食用蔬菜，比較容易增加攝取的蔬菜種類。

42

「代謝症候群」的成因是缺乏營養素？

相信很多人都聽過「代謝症候群」吧？

有時候也會稱「三高」，雖然是廣為人知的名詞，不過大家知道它的正確定義嗎？

聽到代謝症候群，不少人可能會聯想到肥胖，將它的英文名 Metabolic Syndrome 翻譯為中文時，Metabolic 表示「代謝」，Syndrome 即為「症候群」。

喝果菜汁，更建議大家每天吃一顆番茄。

然而，均衡飲食並不是「只有」攝取足量蔬菜。

在現代的生活中，蔬菜容易攝取不足。根據「厚生勞動省」（譯注：相當於台灣的衛福部與勞動部）實施的「國民健康・營養調查」（2019年），不管是哪個年齡層，每日蔬菜攝取量的平均值都未達 350 公克。如此一來，恐怕會造成營養不足，即使大家比較注意蔬菜攝取量，不過碳水化合物跟蛋白質也很重要。

充分攝取存活所需的營養素，這才是均衡的飲食。

43　第 2 章　提高自噬作用的食材及基本食用方法

就字面意義來說，泛指「代謝性的症候群」，也稱為代謝異常症候群。

也就是說，這是體內代謝不良導致的症候群，結果會引發肥胖、高血壓或糖尿病等生活習慣病。雖然每一種都是輕症，在併發的情況下，比較容易引發動脈硬化。

代謝不良的原因是什麼呢？

目前認為原因乃是由於人體必須的營養素不足，或熱量過剩。

代謝症候群的因應對策為必須控制體重。聽到「控制體重」時，通常會聯想到吃太多，尤其是攝取過多的醣類。

雖然有些人的病因是攝取過多醣類，不過有些人的解決方法並不是減醣。有些人缺乏的也許是代謝醣類所需的營養素。

隨著減少過多的熱量，我們還需要<u>三高對策，充分攝取、控制營養素，改善變慢的代謝</u>。

為什麼醣類太少也不好

儘管我們常說現代人的醣類攝取過量，同時，過度減醣的減肥法導致的「醣類不足」也成了問題。

醣類太少的飲食為什麼不好呢？

在我們的細胞裡，有一種叫做粒線體（mitochondria），負責製造能量，類似發電廠的物體。粒線體可以從醣類代謝的物質中，轉換為能量。也就是說，醣類是主要的熱量來源。

雖然我們也想在「不使用醣類的情況下，使用體脂肪做為熱量」，人體的構造辦不到。想要啟動粒線體內將部分脂肪轉換為熱量的循環（TCA循環）時，必須使用由醣類生成的物質。

45　第2章　提高自噬作用的食材及基本食用方法

也就是說，想使用體脂肪時，應從脂肪轉換熱量，這時需要某種程度的醣類。當醣類不足時，則會使用氨基酸或乳酸，不過它們無法啓動TCA循環。會在不同的部分，運用氨基酸等物質生成醣類，經過代謝後，最後才能啓動TCA循環。這些氨基酸的來源可能包括分解肌肉等蛋白質後形成的物質。也就是說，<u>當醣類過少時，人體將會分解重要的肌肉，做為熱量使用</u>。

攝取足夠的蛋白質不容易

也許有人會想：「不然我們多攝取一些蛋白質就好吧？碳水化合物會變胖，真的很不想吃耶⋯⋯」

以結論來說，這個想法並不是完全不可行，實施起來卻非常辛苦。

蛋白質與碳水化合物，兩者1公克都大約4大卡。

我們食用的碳水化合物的代表範例為白飯。一碗白飯少則120公克，通常是

150～200公克。

舉例來說，大家每天食用三餐，跟白飯一起攝取肉類、魚類、蛋、豆類製品等主菜。假設「不想吃碳水化合物」，把白飯（150公克約234大卡）替換成蛋白質，將會如何呢？

在熱量計算上，除了每一餐的主菜（肉類或魚類）之外，我們還必須攝取更多的肉類或魚類等蛋白質來源。除了主菜之外，我們每餐必須額外攝取的量，和牛沙朗約為50公克，雞胸肉約為180公克，納豆約為3盒，雞蛋則為3顆。偶爾我們當然還是可以外食，吃烤肉吃到飽，整餐只吃肉類，或是在旅遊地點盡情享用海鮮。

然而，如果要每天、三餐，都以額外增加主菜的形式攝取，這樣的飲食生活對身體來說、對錢包來說，都很辛苦吧。

還有如果碳水化合物的攝取量過少，連帶也會減少碳水化合物所含的食物纖維。導致腸道環境惡化。

減少碳水化合物，**低醣類、以主菜為中心的「低醣類減重」的飲食之所以容易減重，原因應該是只有大量食用肉類或魚類相當困難**。也就是說，這是由於攝取熱量容易減少造成的影響。

碳水化合物（醣類）過少的飲食，並不是一種很好的選擇。

邁入中高年之後，有人採用較為極端的減肥法，「肚子凸出來了，所以要徹底減少飯量。」碳水化合物攝取過少的飲食，可以說是雙面刃，有利有弊。短期內也許可以瘦下來，卻會導致腸道環境惡化，分解、減少讓人充滿精力地活在人生百歲時代的重要肌肉。

早、午、晚都要吃

早餐、午餐、晚餐，認真吃三餐可以調整生活節奏，對身體也會帶來良好的影響。

48

也許有不少人過著長期不吃早餐的生活。

也許有人認為不吃早餐的話，可以為忙碌的早晨省去更多時間，不吃早餐還能減少熱量攝取，可說是一石二鳥之計。可是，在沒吃早餐的情況下突然享用午餐，將會使血糖值急速上升，餐後容易感到強烈的睡意。反覆這樣的情況，將會對血管造成損害，容易引發動脈硬化。

早餐不僅能補給一天活動所需的能量，還能使體溫升高，具有促進新陳代謝的效果。此外，食用早餐能將生理時鐘歸零、重新調整。請務必記得，不可以不吃早餐哦。

至於晚餐，請儘可能在17～18點左右，早點吃完吧。養成太晚吃晚餐的習慣之後，可能無法將食物消化完畢，在血糖值依然升高的情況下準備就寢，多餘的熱量就會變成體脂肪，囤積在身體裡。

儘早吃完晚餐，直到就寢之前，什麼都不要吃，這才是最理想的方式。

萬一肚子有點餓，無法控制食欲的話，不妨吃一些水果、優格或堅果類等輕食吧。水果不僅含有食物纖維，還有豐富的維生素C、礦物質等營養素。

49　第2章　提高自噬作用的食材及基本食用方法

建議大家選擇<u>草莓、藍莓、葡萄柚</u>等熱量比較低的水果。

此外，據說生成骨骼的成分——鈣質，在夜間的吸收率比較好。所以在晚上攝取<u>優格等乳製品</u>，可以有效率地吸收鈣質。

兒童不可比照成人的飲食法

接下來，我們要具體介紹該怎麼吃，在此之前，要先告訴各位一個注意事項。

本書即將說明活化自噬作用的飲食法，<u>僅僅是針對成人的飲食法</u>。不適用於兒童。

最近，愈是熱衷教育的監護人愈常抱著「青春期的孩子看起來肉肉的，想幫他減肥」、「太胖不好」的想法。

可以理解大人擔心孩子健康的心情，不過成人與成長期的孩子，所需的營養素的分量並不同。孩子們正在塑造他們的身體，也就是一輩子的地基，千萬別用成人的角度判斷他們「太胖了」。

50

舉例來說，**女孩初潮時，體脂肪率必須在17％以上，想要維持月經周期時，體脂肪率必須在22％以上。**

此外，孩子會面臨兩次猛長期，身高將會急速增長。第一次是嬰兒時期，第二次則是以女孩11歲、男孩13歲為中心的前後兩年時間。時期當然會因人而異。在這段期間裡，不僅身高會增長，體重也會增加。體重沒增加的話，身高也不會增加。因此，當孩子的體重莫名增加時，如果建議他們減肥，或是提供低醣類的飲食，那就太過分了。

此外，目前研究顯示，表示骨骼強壯程度的骨量（骨骼的鈣量含量）只會在二十歲以前增加。其後則會逐漸減少，基本上只能維持骨量，或是預防骨量減少。如果在兒童時期限制飲食、限制熱量攝取，養成維持纖瘦身材的飲食習慣，可能讓骨骼處於非常脆弱的狀態。

「日本人的飲食攝取基準」中，**鈣質的建議攝取量，以小學生為最多，8～11歲的女孩每天應為750毫克**。該從什麼樣的食物攝取到每天750毫克的鈣質呢？讓我們一起來想一想吧。

51　第2章　提高自噬作用的食材及基本食用方法

食物含有的鈣質，大約可以列舉出：牛奶200毫升／220毫克、優格（全脂無糖）100公克／120毫克、加工起司一片（20公克）／126毫克、小松菜（生）50公克／85毫克、吻仔魚乾20公克／56毫克。乳製品、小魚乾、豆腐等豆製品、小松菜等蔬菜、海藻類、芝麻、杏仁都含有豐富的鈣質。

每天攝取超過750毫克的鈣質，表示我們必須刻意挑選食物，攝取牛奶350毫升、優格100公克、起司1片、小松菜50公克、吻仔魚乾20公克。

相信有些家庭會因為健康因素選擇用豆漿代替牛奶，100毫升的豆漿只有15～30毫克的鈣質，鈣含量比牛奶少多了，必須特別注意。

此外，成長期的孩子也不適用BMI（身體質量指數）來判定是否肥胖。兒童不停地成長，用某個時間點的體重、身高來判斷，不足以做為充分的指標。每個人體型的變化也不一樣，與其和別人比較，不如和自己過去的發育歷程比較（成長曲線），更為重要。只要不是突然上升或下降，不要在意外表，充分飲食，攝取營養素，才是最重要的事。

2 具體的飲食方法

先打好「地基」

「我知道飲食均衡的重要性了。我想吃用對自噬作用有益的食材烹煮的料理,實現青春與健康!差不多該教我了吧。」

有這股念頭的各位,請再等一下。

最近,不管是書籍還是電視節目,類似「不會老的食物」這種對身體有益的食材特

集，總是特別引人注目。然而，在本章開頭也提到，食用特定的食材並不會變健康，或是維持年輕。為了發揮食物的功效，我們必須攝取足量存活時所需的營養素與成分。

在我們進餐時吃下營養素或各種成分後，產生存活必須的生化反應，支撐我們的身體。我們進餐時吃下的營養素與成分過多或過少，都不是一件好事。因此，我們必須先打好「地基」，才能攝取剛剛好的營養素與成分。

了解每天均衡進食的方法，好好實踐吧。

每天認真進食，即可打造不容易生病與發胖的地基。只要打好地基，配合年齡增長進行調整，就不是一件難事了。

已知的人類必須營養素

也許有人會想：「有些食物我不敢吃，可不可以靠營養補助食品來補充呢？」利用營養補助食品來補充營養，完全不成問題，不過最好還是能從食物中攝取。

日本的厚生勞動省針對碳水化合物、蛋白質、脂質、13種維生素、13種礦物質，都有規定攝取量的基準。

這30種營養素只不過是我們目前研究成果得知的人體必須物質。因此，並不包含「其實對身體很好，但是目前尚未發現的物質」或「還沒有被人類發現，不過對身體有益的物質。」

為了某些目的攝取營養補助食品時，可能會略去含有這些未知營養素的可能性。

舉例來說，**食物纖維目前繼蛋白質、碳水化合物（醣類）、脂質等3大營養素，再加上維生素、礦物質等5大營養素之後，被人們稱為第6營養素，備受關注。然而，過去人們曾經認為它幾乎沒有熱量，是身體不需要的物質。**

也就是說，除了現在人們已知的營養素之外，也許還有未來可能被人們認知為營養素的物質。說不定還會被視為必須營養素。實際上，就礦物質的部分，還有提出更多種類基準的國家。為了攝取這些物質，**食用自然的食物就很重要了。**

55　第2章　提高自噬作用的食材及基本食用方法

基本的吃法──備齊主食、主菜、配菜、湯品的餐點

聽到「需要約30種營養素」，是不是有人抱頭苦思，覺得「太多了吧……」。

各位，忙著工作與家務，每天吃飯的時候還要思考有沒有攝取到近30種營養素，實在是不可能的任務。

然而，請大家不要想得太困難。

首先，意識到**主食（白飯、麵包或麵條）、主菜（魚貝類、肉、蛋、豆製品等）、配菜與湯品（蔬菜、菇類、海藻類、味噌等發酵食品）等 4 個分類，採取主食與兩菜一湯吧**。不需要精密的計算。只要開始思考要認真攝取這 4 個分類，結果應該可以打理好飲食基礎的地基部分。就算是一盤到底的食譜，只要稍微思考一

56

圖4　5大營養素與主要作用

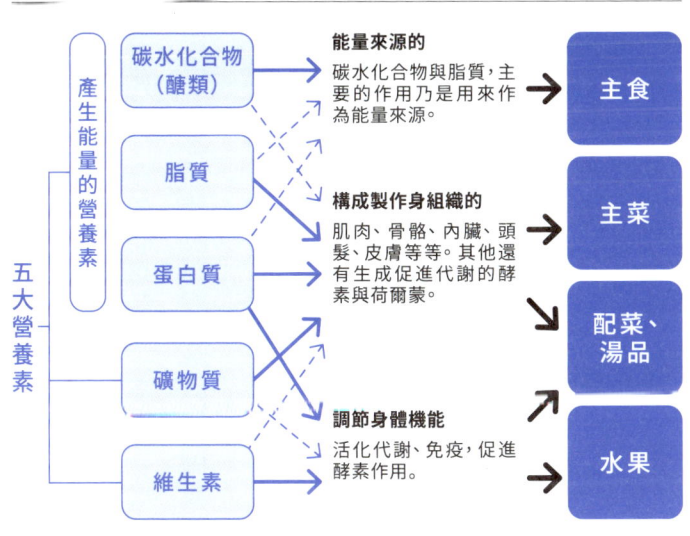

```
                  碳水化合物     能量來源的
                   （醣類）     碳水化合物與脂質，主      →  主食
     產                         要的作用乃是用來作
     生                         為能量來源。
     能
     量      脂質
     的
     營                         構成製作身組織的
     養                         肌肉、骨骼、內臟、頭      →  主菜
     素      蛋白質              髮、皮膚等等。其他還
                                有生成促進代謝的酵
 五                             素與荷爾蒙。
 大
 營                                                    →  配菜、
 養      礦物質                                             湯品
 素
                              調節身體機能
         維生素                活化代謝、免疫，促進      →  水果
                              酵素作用。
```

注意食物、食譜的營養素，維持均衡，相當重要。　　　　　　　出處：日本營養檢定協會

希望人體有效利用食物中含有的營養素時，我們需要各式各樣的營養素時，我們需要各式各樣的

入番茄、青花菜或青椒等深色蔬菜。

合，想要攝取更多營養素時，不妨商店購買市售切好的蔬菜或炒菜用的組湯品與蔬菜料理。可以到超市或便利質來源，如肉或魚，再各自加入一道

具體來說，請注意白飯搭配蛋白均衡地攝取礦物質與維生素。白質、脂質、醣類等3大營養素，留心主食與兩菜一湯，再加上蛋能大大改善飲食均衡。

下，要把什麼食材放進盤子裡，應該

營養素。因此，日常飲食攝取適量（不可過多也不可過少）的碳水化合物、蛋白質、脂質、維生素、礦物質，非常重要。所以「爲追求健康」，過度制限碳水化合物與脂質，只會帶來反效果。碳水化合物是我們運用大腦與身體時，不可或缺的能量來源。脂質也是製造細胞生物膜或荷爾蒙的成分。兩者都會在體內負責重要的作用，雖然過度攝取並不好，攝取不足也會對身體造成不好的影響。

結合飲食內容與營養素之後，可以想出主要的內容如下，主食攝取碳水化合物（醣類）與食物纖維，主菜爲蛋白質與脂質、維生素、礦物質，配菜與湯品則爲維生素、礦物質、食物纖維。

用食物來思考的話，主食攝取穀類、主菜攝取魚類、肉類、蛋、豆製品、配菜與湯品則攝取蔬菜（淺色蔬菜與深色蔬菜）、乾貨、海藻、菇類，點心（零嘴）可以攝取乳製品或水果，即可攝取到營養均衡的飲食了。

主食的意外優點

最近有愈來愈多人認為：「盡量少吃一些白飯（主食）。」甚至不再把「低醣減肥法」當成是一時的熱潮，而是穩固的習慣了。

若是基於健康方面的問題，必須減重的時候，減少主食也是一種手段。然而，前面也提到，主食是能量來源。生成能量的基礎，來自於醣類製造的代謝物。從身體構造看來，我們必須適量食用主食。

通常主食都比較容易入口，容易吃過量，也容易導致肥胖。此外，和脂質與蛋白質相比，主食比較容易吸收，在不造成身體負擔的情況下，即可攝取必須的能量。所以人們才會在大病初癒的時候，食用清粥。雖然每個人的體質不同，工作時需要久坐的族群，最適合的 碳水化合物的分量為每餐一碗飯（約 120〜150 公克左右）。

圖5　主要營養素與作用

主要營養素		主要作用
碳水化合物	醣類	經體內消化、吸收，轉化為葡萄糖，成為能量來源。
	食物纖維	刺激腸道，促進腸道蠕動。改善腸道環境。妨礙膽固醇及醣類吸收。
蛋白質		肌肉等組成身體的成分。酵素、荷爾蒙的原料。能量來源。
脂質		體脂肪、大腦的成分。細胞生物膜、荷爾蒙的原料。能量來源。
鉀		傳導神經刺激、肌肉收縮、維持滲透壓。
鈣		組成骨骼、牙齒的成分。神經傳導、肌肉收縮、荷爾蒙分泌、血液凝固。
鎂		形成骨骼、肌肉收縮、調節血壓、活化酵素。
鐵		紅血球的組成成分。運送氧氣。
鋅		形成細胞、合成蛋白質、合成荷爾蒙。維持酵素穩定與活性化。
銅		代謝鐵質、去除活性氧、生成膠原蛋白、對傳導神經有益的酵素成分。
維生素 A（β－胡蘿蔔素）		維持眼睛健康、維持皮膚、黏膜健康。β-胡蘿蔔素有抗氧化作用。
維生素 K		血液凝固，促進骨骼形成。
維生素 D		促進鈣質吸收。形成骨骼、牙齒。調節血液、肌肉中的鈣質濃度。
維生素 B1		醣類化為能量時的輔酵素。維持神經機能。
維生素 B2		促進醣類、脂質、蛋白質代謝。有助於蛋白質合成，維持皮膚、黏膜機能。
維生素 B6		促進蛋白質代謝。與合成神經傳導物質相關。促進脂質代謝。
維生素 B12		合成正常的紅血球。促進葉酸的作用、維持神經細胞機能。
菸鹼酸		將醣類、脂質化為能量時使用的酵素作用。
葉酸		促進合成 DNA。促進合成正常紅血球。
生物素		促進醣類、蛋白質、脂質代謝。
泛酸		產生能量時的必需物質。與合成荷爾蒙有關。
維生素 C		具抗氧化作用、促進副腎皮質荷爾蒙。合成膠原蛋白質時的必需物質。促進鐵質吸收。

主食還有另一個重大的作用。那就是攝取食物纖維。

目前已知日本人攝取的食物纖維中，約 2～3 成來自主食。因此，要是減少主食，就會導致食物纖維不足。

「食物纖維不夠的話，補充營養補助食品不就可以了嗎？」我彷彿聽到有人這麼說。不過從營養補助食品補充食物纖維，非常辛苦。雖然統稱為食物纖維，不過又分為水溶性的菊糖、非水溶性的纖維素、難消化性的糊精等，十分多樣化。

營養補助食品含有的食物纖維通常只有 1～2 種。另一方面，穀類含有各式各樣的食物纖維，所以可以一口氣攝取到各種不同類型的食物纖維。就整頓腸道環境的層面來說，主食是不可或缺的一環。

利用主菜攝取蛋白質的好處

主菜的主要功用在於充分攝取蛋白質。

儘管最近有愈來愈多人懂得充分攝取蛋白質，還是要注意一點，含有蛋白質的

食物，通常都含有脂質。肉類和魚類就不用說了，出乎大家意料的是，黃豆也不是完全不含脂肪。食物本身就含有相當含量的脂肪，所以重點就是在烹調時不要使用太多油。

然而，大多數的人通常會擔心會不會在攝取蛋白質的同時，攝取了多過的脂質，在擔心這個問題之前，蛋白質壓倒性不足的例子反而比較多。因為忙碌，所以隨便吃點東西就打發一頓飯。結果有不少人沒吃到相當於主菜的食物。

舉例來說，喜歡吃蓋飯、咖哩、拉麵的人，一定會攝取比較多的碳水化合物。

也許有人是「把蛋和肉當成裝飾」，希望大家多吃一點蛋白質。

據說人類每公斤體重需要1公克左右的蛋白質。<u>體重60公斤的人，每天的蛋白質攝取量最好是60公克</u>。

換算成肉類的話，大約是豬里肌肉約300公克，魚類則為鯖魚、鰤魚3～4片、生雞蛋大約10顆。是不是覺得分量很多呢？如果每餐飯都隨便打發，一日蛋白質的攝取量就會不足。

單純計算的話，我們每餐必須攝取20公克蛋白質。雞蛋的蛋白質每顆約為6公克，所以要想辦法補足剩下的14公克，要是沒有吃主菜的話，應該有難度吧。

當然不是叫大家「別吃蓋飯或麵食」。如果那一餐吃的是蓋飯，只要了解「蛋白質分量會比想像中還少」就行了。

覺得「菜單的蛋白質分量太少」的時候，不要只會追加雞蛋，還要加點一些豆腐類的小菜。如果沒辦法追加，也可以補充蛋白質能量棒。請試試各種方法吧。

也許有人會想：「如果蛋白質能量棒沒問題，只要多吃一點就好？」希望大家以食物為主，營養補助品為補。

這是因為以蛋白質為主的食物之中，除了蛋白質之外，還含有許多礦物質與維生素。

雖然我們也可以從營養補助品補充礦物質，不過有些營養補助品的吸收率不佳，為了製成錠劑，通常也含有黏合劑，從食物中攝取不用多費工夫，反而是更有效的方法。

配菜不等於生菜

配菜主要用來補充主食與主菜不足的營養素（如維生素C、β－胡蘿蔔素等維生素、鉀、鈣、等礦物質、食物纖維等）。一般的印象都是蔬菜吧。

說到配菜的重要性，也許有人認為：「只要猛吃蔬菜，而且是吃生菜，這樣就可以了吧。」

配菜不等生菜。

至於維生素，通常大家都覺這是蔬菜與水果含有的物質，不過蔬菜、水果主要含有維生素C。坦白說，肉類、魚類、蛋、黃豆等富含蛋白質的食物，也含有許多維生素A、B群、D、K等。

也就是說，如果不攝取富含蛋白質的食品，也許會導致維生素及礦物質不足。人體幾乎是由蛋白質構成的。當蛋白質的分量不足時，肌肉量也會隨之減少。

64

如果要靠生菜來補足配菜的營養，必須食用相當大量的生菜。

也許大家認為生菜的營養吸收率很高，其實吸收率偏低。**蔬菜的營養成分大多在細胞壁裡面，如果沒有仔細咀嚼，破壞細胞壁，則不容易被腸道吸收。**

舉例來說，黃綠色蔬菜含有的類胡蘿蔔素（carotenoid），有研究報告指出生菜的吸收率僅為10%。

生菜的愛好者可能會指出「加熱會破壞營養素」，不過將生菜製成沙拉後食用，吸收率也不高，加熱烹煮後，營養素也不會消失殆盡。

烹煮後體積會減少，可以吃下更多的蔬菜。此外，水煮或燉煮可以減少澀味，更容易入口，快炒或油炸可以蓋掉蔬菜的苦味，更好入口，也更加美味。

話說回來，將生菜製成沙拉食用，也是近年來才出現的傾向，長期以來，蔬菜的食用方法都是以加熱或醃漬為主流。

此外，配菜也不僅僅是蔬菜，希望大家務必攝取乾貨、海藻類、香菇。

許多食物在製成乾貨之後，營養價值將會提高，保存性也會提升。此外，多數

65　第2章　提高自噬作用的食材及基本食用方法

海藻類也含有礦物質與維生素。

舉例來說，烤海苔含有鉀、鈣、鎂、鐵、鋅、β－胡蘿蔔素、維生素E、K、B12，葉酸，蘿蔔乾含有鉀、鈣、鎂、鐵、鋅、維生素B1、B2、葉酸等，蝦米含有鈣、鎂、鐵、鋅、維生素B12、葉酸，凍豆腐含有鈣、鎂、鐵、鋅、錳、維生素K等。

希望大家烹調日本的傳統食物，享受美食的滋味。

湯品──別太介意鹽分

請大家多攝取湯品。尤其是介意飲食過量的人，建議大家在飲食生活中積極攝取湯品。

減少食量後，就無法攝取到食物中含有的水分。結果容易導致水分攝取不足。

此外，以味噌湯來說，還能期待發酵味噌的功效。

報告指出，儘管是間接的作用，米麴發酵的食物具有整備腸道環境、改善身體

66

狀況等健康效果。

中高年齡者可能會擔心「喝太多味噌湯會攝取過多鹽分」。然而，透過最近的研究，**也有報告提出長期攝取味噌湯，可以降低夜間血壓**。

因此，除非是必須限制食鹽的高血壓患者，如果擔心味噌湯裡的鹽分，請不要直接不喝，而是改用減鹽味噌，調味時調得淡一點，建議還是要喝以味噌調味的湯品。

倒不如說，我認為不攝取發酵食品的缺點反而比較多。

原本就喜歡重口味的人，我想不只限於湯品，所有食物的鹽分應該都偏高了。

在150毫升的高湯裡溶入兩小匙味噌，如果覺得滋味太淡，難以入口，表示你的口味太重了，最好注意清淡飲食哦。

此外，飲用湯品時，請務必搭配豐富的配料。加入豐富配料時，可以攝取大量的蔬菜、菇類或海藻等食物。希望大家在飲用湯品時，能以1人分的湯裡，加入50～70公克配料為目標。

67　第2章　提高自噬作用的食材及基本食用方法

水果──果汁跟果昔不算水果

水果可以有效補充鉀、維生素C與水溶性食物纖維。

此外，雖然依種類而異，「酸味」水果通常含有有機酸。有機酸具有抗氧化效果。

也許有些人會攝取市售的100%果汁來代替水果，不過水果本身與市售果汁、果昔不可相提並論。為了追求口感，果汁與果昔通常呈液狀，在加工的過程中，大多已經將食物纖維去除了。此外，為了更容易入口，有些還會添加醣類。

去除食物纖維後，將會加速同時攝取的醣類吸收。身體無法處理時，最後會轉化為脂肪，儲存在體內。也就是說，果汁比水果更容易導致肥胖。儘可能還是 直接 吃水果 吧。

莫忘發酵食品

發酵食品可以整頓腸道環境，請務必積極攝取。

我們的腸道之中有各式各樣的細菌。例如比菲德氏菌、乳酸菌等好菌（益生菌Probiotics），或大腸桿菌、葡萄球菌等壞菌，還有不屬於以上兩者的伺機菌，據說種類多達1000種。腸道之中的細菌總稱為腸道菌群，調整好菌、壞菌、伺機菌的比例，促使活性化，即可讓腸道菌群維持良好的狀態。

儘管構成腸道菌群的組成細胞數量及種類因人而異，定期食用優格、納豆、米糠醃菜或味噌等發酵食品，可以增加腸道內的好菌。

尤其是優格含有的比菲德氏菌、乳酸菌，不僅具有整腸效果，可以提升免疫力，還含有豐富的優質蛋白質、脂質、鈣質與維生素。不妨利用點心時間，儘可能每天食用。

69　第2章　提高自噬作用的食材及基本食用方法

市面上可以找到許多種優格製品，請挑選適合自己的產品吧。

舉例來說，可以連續食用兩星期，再選擇可以讓排便順暢，身體狀況良好的產品。

不知道該怎麼挑選時，不妨從含有每個人身上都存在的比菲德氏菌的優格開始下手。

另一方面，攝取食物纖維或寡糖等，能活化好菌的營養素，也能達到改善腸道環境的效果。好菌的食糧稱為「益生元（prebiotics）」，主要來自於蔬菜。又分為黃豆、豆漿、味噌等黃豆製品含有的大豆寡糖、牛蒡及洋蔥含有的果寡糖、牛奶及乳製品含有的半乳寡糖等多種類別。均衡攝取十分重要。

順帶一提，<u>益生菌與益生元的混合物稱為「共生質（**synbiotics**）」。同時攝取兩者，可以更有效地改善腸道環境</u>。

70

為了改善腸內菌種，請多加攝取共生質吧。

輕鬆、簡單的均衡飲食

截至目前為止，已經告訴大家打好飲食的基礎有多麼重要，也許有人會覺得麻煩，或是困難。

請大家放心。

我們不需要每天都維持完美的均衡飲食。

總會有上班到很晚才回家的日子，或是跟朋友一起聚餐的日子，這才是我們的日常。

每一天的飲食原本就會有變化，以每天都不一樣的飲食為前提來構思。暴飲暴食的隔一天，吃得少一點，大約以每2～3天為周期，調整飲食均衡即可，抱著輕鬆的心情就行了。

儘可能不要費太多工夫，實踐簡單的飲食，長期實踐均衡飲食，才是最重要的。

關鍵。

除了主食之外，考慮好搭配成套的主菜（肉類、魚類、雞蛋、豆類）、配菜與湯品（蔬菜、菇類、海藻、小魚乾、發酵食品），配菜與湯品可以運用常備菜或冷凍蔬菜，主菜也可以利用罐頭，用不勉強的方法長期實踐即可。

在每一天的食物之中，加入部分接下來要介紹的食物，**即可活化自噬作用**，實現長壽不老的目標。

3 有益自噬作用的食材

① 納豆

活化自噬作用的成分⋯亞精胺（spermidine）

納豆含有的營養素包含蛋白質、食物纖維，還有鉀、鈣、鎂、鐵、鋅、銅等豐富的礦物質。還有大量維生素K，以及維生素B1、B2、

B6、菸鹼酸、葉酸。

此外，納豆還含有來自納豆菌的酵素，其中之一就是納豆激酶（nattokinase）。納豆激酶具有溶解血栓的作用。長時間加熱時，會使納豆激酶的酵素失去活性，不過採用一般烹調法時，不需要太在乎這個問題。

食用方法：食用方便，最適合在早餐攝取蛋白質。早餐攝取足夠的蛋白質，可以提升睡眠品質，推薦大家在早上食用。養成食用納豆的習慣，還能期待溶解血栓的功效。

除了直接食用之外，也可以用來快炒或涼拌。不僅能攝取到蛋白質，還是脂質較少的「模範生」。營養素豐富，價格低廉，希望大家加入每天的飲食之中。

② 味噌

活化自噬作用的成分：亞精胺

味噌含有的營養素包含蛋白質、食物纖維，還有鉀、鈣、鎂、鐵、鋅、銅等豐富的礦物質。也含有維生素 B1、B2、B6、菸鹼酸、葉酸、生物素。

食用方法：味噌湯等湯品、用於快炒的調味、味噌醃漬肉類或魚類。可以先爆香薑或蒜頭等香味蔬菜，再拌入味噌，用來配白飯也非常好吃。也可以混合味噌與優格來醃漬小黃瓜，製作簡單的米糠醃菜。

③ 醬油

活化自噬作用的成分：亞精胺

醬油含有的營養素包含蛋白質，還有鉀、鎂、鐵、鋅等豐富的礦物質。也含有微量維生素B2、B6、B12、菸鹼酸、葉酸、生物素。在醬油之中，以溜醬油（譯注：黃豆經一年以上發酵後精釀的醬油。）的含量最高。

食用方法：注意減鹽問題的人，可以加入檸檬、柑橘類果汁或酢，品嚐清爽的風味，在控制鹽量的同時，也能品嚐美食。

此外，烹煮日式料理時，比較難拿捏酒、味醂、砂糖的比例，不少人會選擇市售的鰹魚醬油。市售的鰹魚醬油高湯的風味比較濃郁，在料理不同的食材時，卻容易呈現單一的風味。這時不妨自行製作醬汁，即可簡單地調味，品嚐食物原本的風味。也

④ 起司

活化自噬作用的成分：亞精胺

可以廣泛用於燉煮、照燒、快炒等料理。

（自製醬汁的做法：醬油 300 毫升、味醂 100 毫升、視個人喜好加入砂糖 1～2 大匙，放入鍋中，以較弱的中火稍微煮滾，熄火後放涼。可以常溫保存，最好還是冷藏保存，才能維持風味。）

起司含有的營養素為蛋白質、鈣、以及豐富的鋅。還有維生素 B1、B2、B12、菸鹼酸、葉酸。有報告指出，牛奶製成的蛋白質有助於鈣質吸收。

食用方法：將天然起司置於肉類、魚類上烘烤後食用，或是混入雞蛋之中香煎，都很好吃。不管是軟質起司還是硬質起司，都含有亞精胺。放在蔬菜上，再以烤箱或烤麵包機烘烤，也是很簡便的吃法。沙拉的配料、跟柴魚片一起混在白飯中食用、包在飯糰裡、混在納豆裡食用，是很簡便的方法。也可以跟火腿、蔬菜一起放在吐司上烘烤，就是簡單的早餐或午餐了。

除了天然起司之外，加工起司也含有少量亞精胺。因此，可以考慮攝取起司當成點心。搭配紅酒一起享用，當然也是很好的食用方法。

⑤ 香菇

活化自噬作用的成分：亞精胺

香菇含有的營養素為食物纖維，除此之外還有鐵、鋅、銅等礦物質，維生素 B1、B2、B6、葉酸、牛物素。也含有可以活化免疫機能及抑制癌細胞的 β－胡蘿蔔素。

食用方法：可以用於日、西、中式料理的食材。與肉類一起香煎、加進味噌湯、也可以和高湯一起煮成湯品，都是簡便的料理方式。煮成湯再以果汁機打碎，也可以製成簡單的濃湯。在超市購買一整袋時，如果無法使用完畢，可以切成適當的大小後冷凍保存，隨時都能使用，相當方便。此外，以微波爐加熱可以快速煮熟，與柑橘醋等醬汁混拌後，就是一道美味的料理了。

⑥ 鮭魚

活化自噬作用的成分…蝦紅素（astaxanthin）

鮭魚含有的營養素包含蛋白質，以及鉀、鎂、鐵、鋅等礦物質，維生素D、維生素B1、B2、B6、B12、菸鹼酸、葉酸、生物素等，十分豐富。除此之外，還含有DHA、EPA等優質脂肪。DHA具有改善大腦機能的功效。EPA則與調節體內免疫作用、抗發炎作用、預防生活習慣病相關。蝦紅素除了活化自噬作用，還有強大的抗氧化作用。

食用方法：當成主菜鹽烤、醃漬後燒烤、香煎、蒸煮、加入湯品，都非常美味。基本上已經有調味了，是一種非常方便好用的食材。忙碌的上班族可以將鮭魚、菇類及蔬菜包起來，輕鬆作出鋁箔紙烤鮭魚。只要用鋁箔紙包起來即可，也不會攝取過多的脂

80

質。忙到抽不出時間的話，也可以吃鮭魚鬆配白飯。

⑦ 蝦子、螃蟹

活化自噬作用的成分：蝦紅素

蝦子含有的營養素包含蛋白質，鉀、鈣、鎂、鐵、鋅、銅等豐富的礦物質，還有維生素 B1、B2、B6、B12、菸鹼酸、葉酸。

螃蟹含有鉀、鈣、鎂等礦物質與豐富的維生素 B 群。

食用方法：快炒、水煮、天婦羅或炸物，可以採用各種烹調法。蝦子、螃蟹的脂質都很少，油炸也不太會油膩，滋味鮮美。甜蝦等類也可以生食，不妨製成生魚片。

⑧ 鮭魚卵

活化自噬作用的成分：蝦紅素

鮭魚卵含有的營養素為蛋白質、脂質，鉀、鈣、鎂、鐵、鋅、銅等礦物質，還有豐富的維生素D、維生素B1、B2、B12、葉酸。

食用方法：鹽漬或醬油醃漬後配白飯食用，製成壽司或是妝點前菜、沙拉，增添色彩。

⑨ 葡萄、紅酒

活化自噬作用的成分…白藜蘆醇

葡萄含有的營養素為鉀、鐵、鋅、葉酸。葡萄也是含有較多醣類的水果。紅酒含有的營養素為鉀、鐵、生物素。白藜蘆醇是一種多酚，是由日本人高岡道夫發現的成分。報告指出白藜蘆醇具有抗氧化作用、抑制癌細胞等各種功效。

食用方法…最推薦的吃法是直接食用葡萄。由於它的含糖量比較高，早餐、午餐或點心時食用，效果會優於夜間食用。適量的紅酒為一杯左右。注意別喝過量了。和直接食用葡萄相比，葡萄汁的醣類更容易吸收，不妨多花點工夫，與優格混合，製成優格飲料，或是以醋與氣泡水稀釋，自製飲品。紅酒

⑩ 綠茶、抹茶

活化自噬作用的成分⋯兒茶素

綠茶含有的營養素為維生素C、葉酸、礦物質。抹茶含有蛋白質、鉀、鈣、鎂、鐵、鋅、銅、β－胡蘿蔔素，維生素K、B1、B2、B6、葉酸。綠茶及抹茶含有的茶胺酸，是氨基酸的一種，也是變化為兒茶素之前的成分。茶胺酸有放鬆紓壓的效果。

飲用方法：一般來說，比較茶葉沖泡的茶及寶特瓶裝的茶，同樣200毫

可以煮沸後，讓酒精蒸發，再凝固成果凍或寒天，就是一道美味的甜點了。

⑪ 橄欖油、橄欖

活化自噬作用的成分：羥基酪醇（hydroxytyrosol）

研究指出，羥基酪醇在自噬作用之下，可以增加細胞內部分解的物

升的茶液裡，茶葉沖泡茶的兒茶素含量較高。有些濃度較高的瓶裝茶，兒茶素也有可能是茶葉沖泡茶的一倍以上。若僅考慮兒茶素的含量，瓶裝茶也沒問題，不過，兩者的風味不同，有些數據也指出不同的沖泡法可以保留較多的茶胺酸，如果是以放鬆為目的，也可以品味以茶葉沖泡的茶。

抹茶比較不容易加入日常生活當中，不過最近較常用於甜點之中。食用含有抹茶的甜點也可以攝取兒茶素。

質，具有改善神經退化性疾病、癌症或是高齡衍生的疾病的可能性。

橄欖油含有的營養素為脂質、β－胡蘿蔔素、維生素E。主要成分為油酸，是一種脂肪酸。耐氧化，有助於控制血糖值的胰島素，不易形成體脂肪。

橄欖含有的營養素為豐富的維生素A、維生素E，還有鈣、鎂、鐵、鋅、銅等礦物質。

食用方法：橄欖油可以廣泛用於快炒、炸物、沙拉醬，用途多樣化。

然而，攝取過量也不好，用於沙拉醬時，每人每餐最好維持1/2小匙～1小匙左右。料理時，將沙拉油更換為橄欖油，也是一種好方法。

許多人會在飲用紅酒時把橄欖當成下酒菜，也可以加入沙拉、西式燉菜或是與番茄醬汁一起料理，可以輕易入菜（有沒有去籽都可以）。

⑫ 莓果（草莓、藍莓等）

活化自噬作用的成分：尿石素（urolithin）

也可以將鰻魚、蒜頭一起浸漬在橄欖油裡，用於義大利麵，或是煎魚時一起加熱，即可添增風味。

將橄欖與蒜頭一起搗成泥狀，製成橄欖醬，塗在麵包或餅乾上，嚐起來非常美味。

莓果類含有的營養素為，草莓含有維生素 C、葉酸，還有鉀、鐵等大量礦物質；藍莓則含有 β－胡蘿蔔素、維生素 E、鐵。藍莓含有的花青素（anthocyanin），是一種多酚，具抗氧化作用，可以維持眼睛健康。

食用方法：草莓除了直接食用之外，也可以與優格混合。藍莓很容易買到冷凍製品，可以當成常備食材，用起來更方便。建議可將多種莓果混合後冷凍，使用方便，也很容易保存。

可以加入優格或沙拉裡，各種情況都能使用。也可以用於肉類的醬汁，跟紅酒一起烹煮，都很好吃。

⑬ 石榴

活化自噬作用的成分：尿石素

石榴含有的營養素為鉀、鐵、鋅等礦物質。石榴也含有花青素、鞣花酸（ellagic acid）等多酚，可以預期抗氧化功效。

食用方法：新鮮石榴必須從皮裡挖出果肉後食用。外皮含有有害成分，絕對不可以食用哦。

果肉可以直接食用，也可以加入甜味後，以果汁機打成果汁，或是搭配優格，在早餐時攝取。將紅色的果肉灑在沙拉、肉丸上，不僅可以點綴料理，也能提味。

⑭ 核桃

活化自噬作用的成分：尿石素

核桃含有的營養素為蛋白質、食物纖維、脂質，還有豐富的鉀、鈣、鎂、鐵、鋅、銅等礦物質、維生素 B1、B2、菸鹼酸、葉酸。

食用方法：肚子有點餓的時候吃一些當點心，是最簡單的攝取方式。用於料理時，可以混入沙拉或穀片裡，或是切碎後用於乾拌蔬菜，都很好吃。稍微炒一下再使用，風味更佳。如果嫌切碎太麻煩，也可以直接使用核桃粉。

⑮ 堅果

活化自噬作用的成分：褪黑激素（melatonin）、尿石素

褪黑激素是強效的抗氧化物質，可以調節自噬作用掃除細胞內部損壞蛋白質的功能。

堅果類含有的營養素如下，腰果與花生含有蛋白質、脂質、食物纖維，還有鉀、鎂、鐵、鋅、銅等礦物質，豐富的維生素 B1、B2、

⑯ 薑黃（鬱金）

活化自噬作用的成分⋯薑黃素（curcumin）

B6、菸鹼酸、葉酸。脂肪酸裡的油酸含量多，耐氧化，有益健康。

食用方法：直接拿來當點心吃，是最簡單的方法。購買時，最好儘量避免調味或油炸的產品，最好選擇烘烤的堅果。

除了灑在沙拉上、切碎之後拌蔬菜，也可以在早餐時加入穀片一起食用。

某些種類可以在甜點材料區找到粉末狀的產品，也可以跟芝麻一起加入中式醬汁裡。或是在製作鬆餅時，將部分麵粉換成堅果粉，就成了香氣宜人又好吃的麵糰了。

報告指出薑黃素能影響肝細胞的自噬作用途徑，緩和肝功能不全導致的肝纖維化。

薑黃含有的營養素包含磷、鐵、鈣、鎂等礦物質與食物纖維。黃色的色素成分——薑黃素，是一種多酚，具抗氧化作用、抗發炎作用。

食用方法：聽到「鬱金」一詞，也許大家會聯想到日本的健康飲料，通常我們可以在賣場的調味料區買到「薑黃粉」。

咖哩也含有薑黃，所以通常會在食用咖哩時攝取。最好不要使用市售的咖哩塊，自己搭配辛香料，烹煮辛香咖哩。跟白米一起煮成的薑黃飯，呈現鮮豔的黃色。也可以醃漬雞肉製成印度烤雞或燉雞。由於薑黃本身的香氣不重，搭配孜然粉等其他辛香料，即可調製出美味的咖哩。

促進自噬作用活化的食用方法

控制熱量

處於空腹狀態時，自噬作用將會提升。

只要控制熱量，即可活化自噬作用（目前我們尚未釐清控制到什麼程度才能活化自噬作用）。因此，斷食也能活化自噬作用。

一天吃兩餐、減少每一餐的食量，只要減少攝取的熱量就行了。

然而，就維持健康的觀點及營養學的觀點來說，不建議大家採用斷食或是減少每大進餐次數的方法。

這些方法可能造成所需的營養素不足、肌肉量減少，導致用餐喪失了原本維持健康的目的。

從過去就有「吃八分飽」的說法，如同這個說法，**每天進餐時不要吃太多，重點在於八分飽即可**。

自噬作用並不是一下子運作、一下子不運作的機能，而是維持穩定地運作。因此，只要注意每天三餐、每餐八分飽的原則，不要吃過量，即可適度維持自噬作用。

避免高脂質

炸雞、炸蝦跟拉麵。相信有些人也許吃得不像年輕時那麼多，如今還是喜歡油膩的食物。

從人類漫長的歷史看來，這是無法避免的情況。因此人類不斷地跟飢餓奮戰。處於不知道什麼時候才能進食的環境中，高熱量食物就成了最棒的美食。到了現代，放眼望去都充斥著高脂質的食物，站在人類歷史的角度看來，這是非常罕見的狀態。

實際上，我們也在第 1 章提及，我們經由動物實驗中得知，**炸雞、拉麵等高**

脂質的食物將導致自噬作用低下，也是脂肪肝的成因。

高脂質的飲食，也是高熱量的飲食。**將脂質減到最低，不但能控制熱量，還能維持飲食均衡，不會使自噬作用低下，有效維持健康。**

舉例來說，將炸雞改成烤雞肉串、香煎雞塊或蒸煮雞肉，改變烹調方式，即可避免高脂質的飲食。

進餐時間

前面也告訴大家要一天攝取三餐，並不是指在任意時段吃三餐，**重點在於分成早餐、午餐、晚餐等三次進餐。**

人體規律並不是完整的 24 小時，儘管每個人不盡相同，目前已知生理時鐘比 24 小時還要長。

因此，若是過著維持人體規律的生活，生理時鐘與時間並不一致，很容易愈來

愈晚睡。吃早餐可以重置比24小時還長的生理時鐘。此外，也有報告指出早餐攝取蛋白質有助於荷爾蒙分泌，提升睡眠品質。

空腹可以促進自噬作用，進餐後自噬作用將會減緩。如果一直不斷地進食，則會一直抑制自噬作用。

晚餐最好早點吃。目前已知睡眠時可以活化自噬作用（詳見第5章），最好不要在吃飽的狀態下睡覺。儘可能在空腹的狀態下就寢吧。

早餐、中餐吃得好，晚餐吃得少，建立良好的規律也不錯。

96

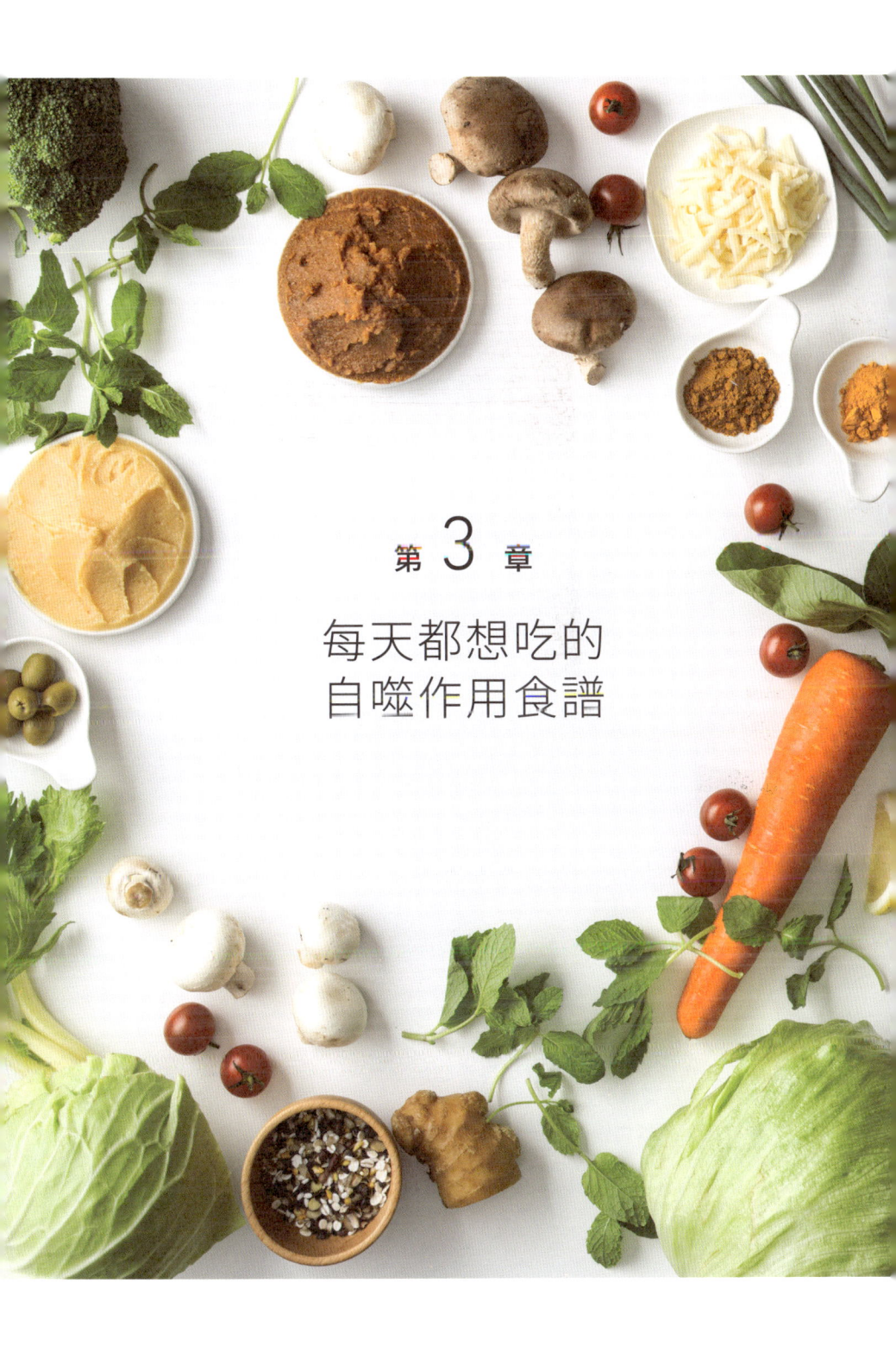

第 3 章

每天都想吃的
自噬作用食譜

早餐〈日式〉食譜

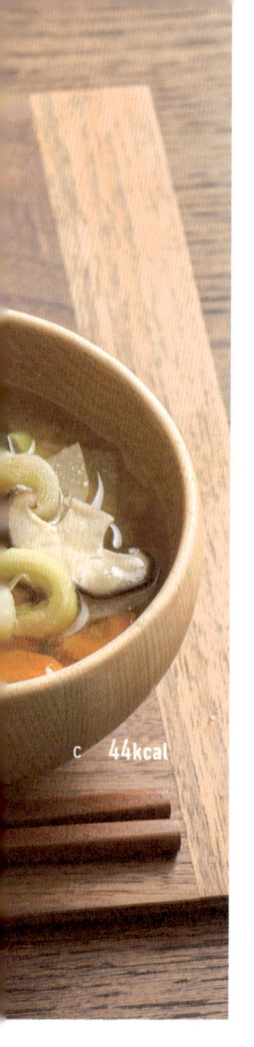

豐富的食物纖維
改善腸道環境！

A
雜穀飯

材料(2〜3人份)
米…1杯(150g)
雜穀…2大匙(30g)

1 米洗好之後浸泡30分鐘。

2 將水分瀝乾，加入雜穀，加入水200ml(份量外)，放進電鍋煮熟。

早上補充蛋白質
提升睡眠品質

B
簡易滑蛋鮭魚罐頭

材料(2人份)
蛋…2顆　　　　胡椒…少許
鮭魚罐頭…1個(90g)　日本大蔥(綠色部分)
醬油…1小匙　　　…5cm

1 將蛋打進耐熱的盆中，打散。

2 加入鮭魚後打散，再加入醬油與切成小段的日本大蔥，混合均勻。

3 以微波爐(600w)加熱1分半，取出後加入胡椒混勻，再加熱30秒，盛盤。

C 44kcal

1 洋蔥與香菇切絲，白蘿蔔與紅蘿蔔切成扇形，日本大蔥切成小段。

2 將日式高湯、蔥以外的蔬菜及香菇加進鍋裡，沸騰後轉小火，煮約5分鐘。

3 待紅蘿蔔煮軟之後熄火，加入味噌、加入蔥。

B 139kcal

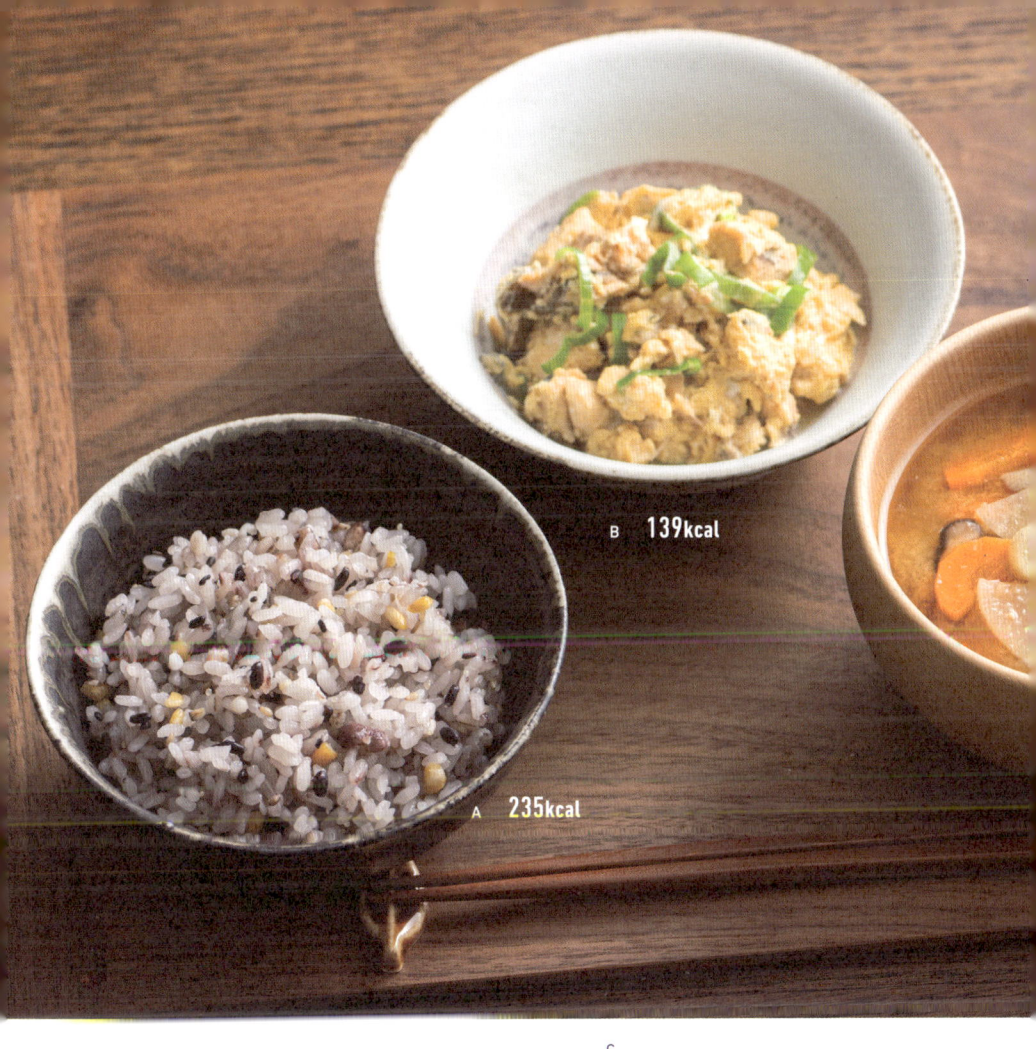

A 235kcal

C
配料豐富的味噌湯

材料(2人份)
日式高湯…400ml
洋蔥、白蘿蔔等(淺色蔬菜)…50g
紅蘿蔔等(黃綠色蔬菜)…50g
香菇(菇類)…2朵
日本大蔥…5cm
味噌…1又1/3大匙

味噌的發酵作用
打好健康長壽的基礎

標示熱量均為1人份

早餐〈西式〉食譜

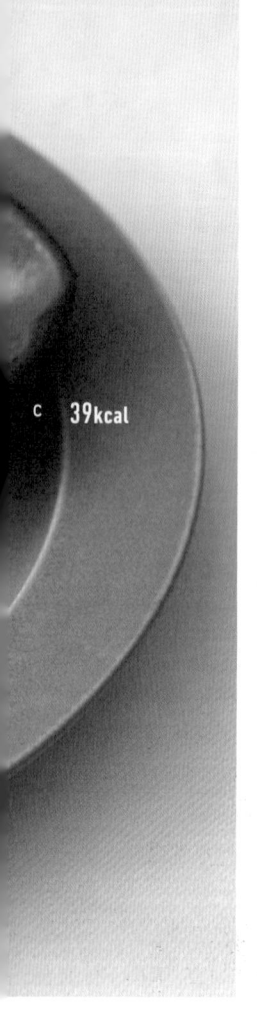

核桃的尿石素活化自噬作用

A
核桃麵包

材料（2人份）
市售品…2個

以豐富蛋白質維持體能
蛋、納豆、起司

B
起司及納豆的簡易蛋捲

材料（2人份）
蛋…2顆　　　　鹽…1小撮
起司片…1片　　胡椒…少許
納豆…1盒　　　橄欖油…2小匙

1 混合蛋、納豆、鹽、胡椒。起司片切半。

2 在小型平底鍋裡加入半量橄欖油，倒入半量的蛋液1，迅速混拌後放上起司片，整理成彎月形。剩下的半量也用同樣的作法。

加入自噬作用食物——香菇
利用常備菜攝取蔬菜！

C
醃漬蔬菜及香菇（常備菜）

材料（4～5人份）
甜椒（紅、黃）…各半顆
西洋芹…半根　　月桂葉…1片
洋蔥…1/4顆　　 醋…100ml
香菇…2朵　　　 砂糖…1大匙
杏鮑菇…2朵　　 胡椒…少許

1 去除甜椒的種籽、白色部分，切除蒂頭，橫切成兩半，再切成7mm寬的條狀。西洋芹斜切成7mm寬，洋蔥切絲，香菇切成7mm寬，杏鮑菇對切後斜切成7mm寬。

2 將香菇和杏鮑菇放進耐熱碗中，微波爐（600w）加熱1分30秒。

3 將醋與砂糖置於保存容器中，溶化砂糖，加入月桂葉與胡椒，再加入1與2，浸漬一晚。

100

D 83kcal

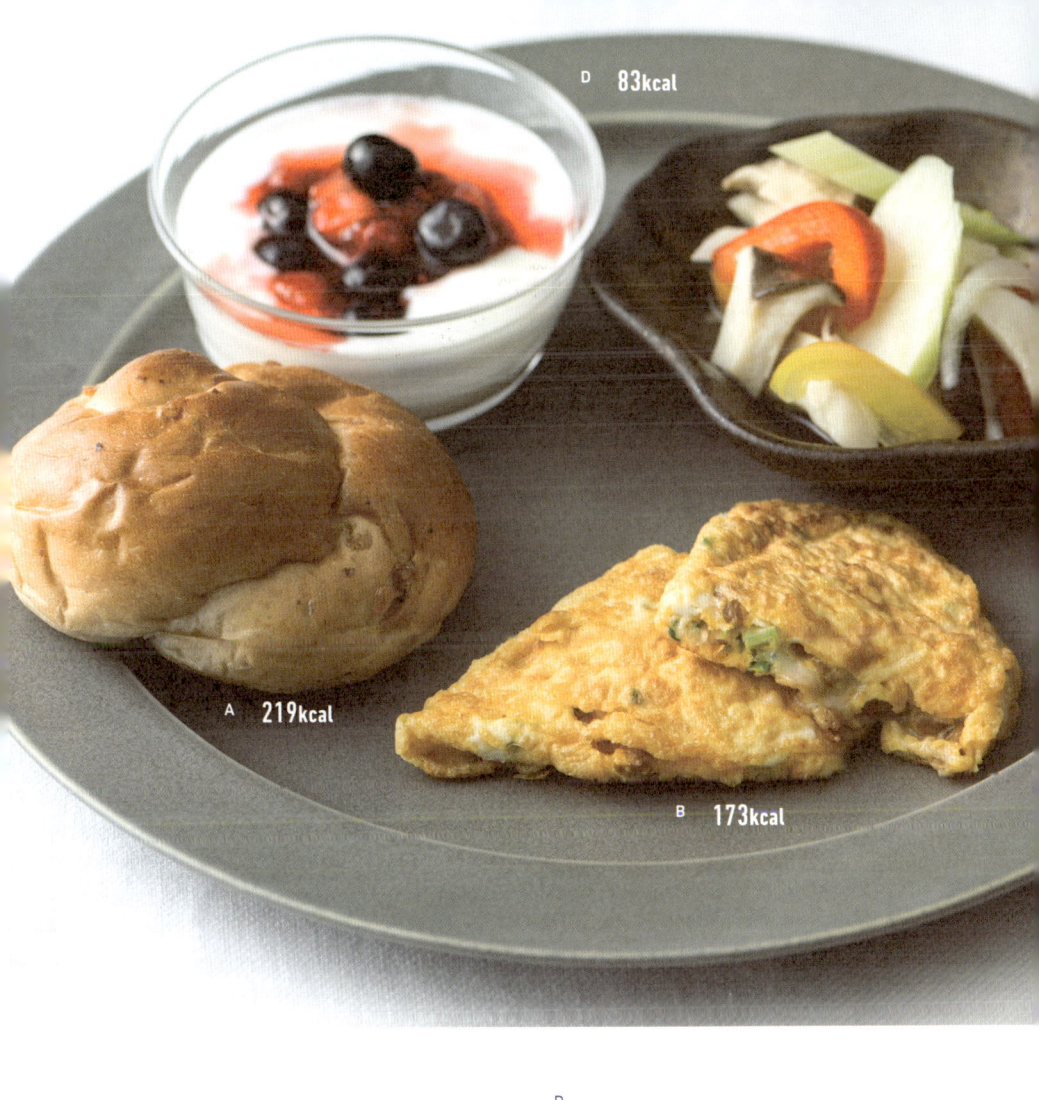

A 219kcal

B 173kcal

D
莓果優格

莓果的抗氧化能力、優格的比菲德氏菌、乳酸菌，從腸道調理身體

材料(2人份)
優格…180g　　　蜂蜜…2小匙
冷凍莓果…50g

1 冷凍莓果以微波爐(600w)加熱20秒解凍，加入蜂蜜混合。

2 將1淋在優格上。

738kcal

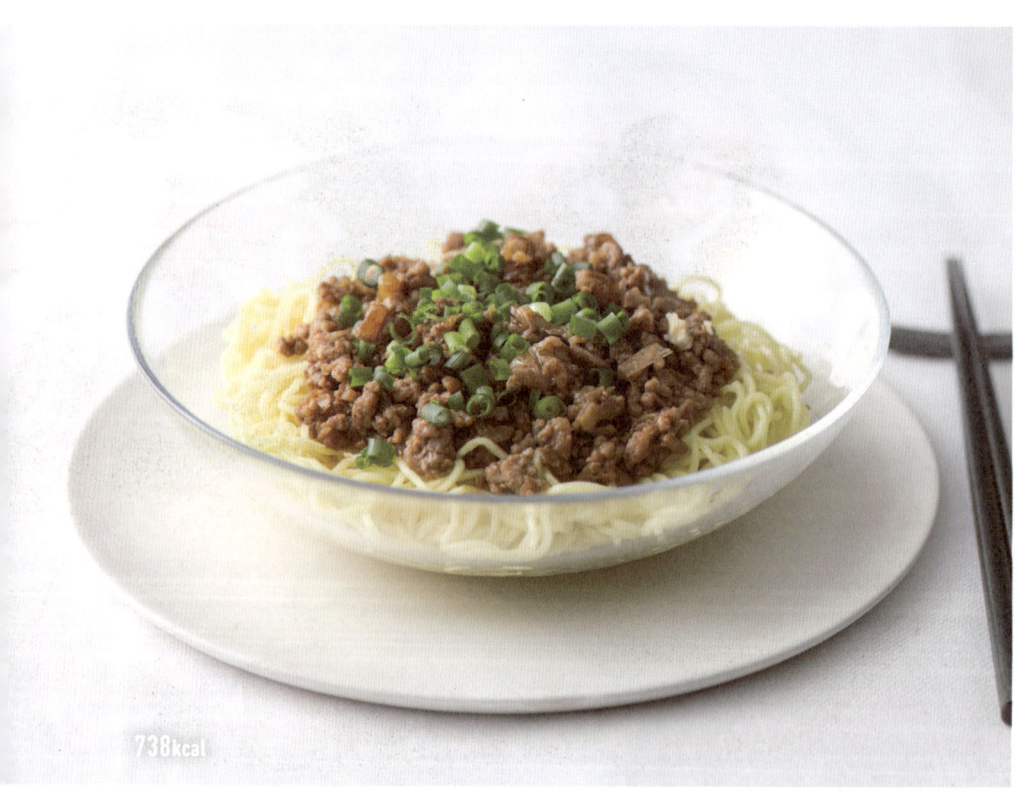

核果味噌肉燥涼麵

放上核桃的能量與宜人香氣
麵類也能提升自噬作用

材料(2人份)
豬絞肉⋯180g
日本大蔥⋯10cm
薑⋯1片
核桃⋯50g
味噌⋯3大匙
砂糖⋯1大匙
酒⋯2大匙
麻油⋯2小匙
中式麵條⋯2球
青蔥⋯適量

1 日本大蔥、薑切碎,青蔥切小段,核桃切成粗塊。

2 將麻油、日本大蔥、薑放入平底鍋中,以小火慢慢炒香。

3 加入豬絞肉,炒鬆、炒熟,加入核桃快速混拌。

4 加入砂糖、酒、味噌拌炒。

5 以沸水煮中式麵條,放入冰水中冷卻,瀝乾後淋上4與青蔥。

266kcal

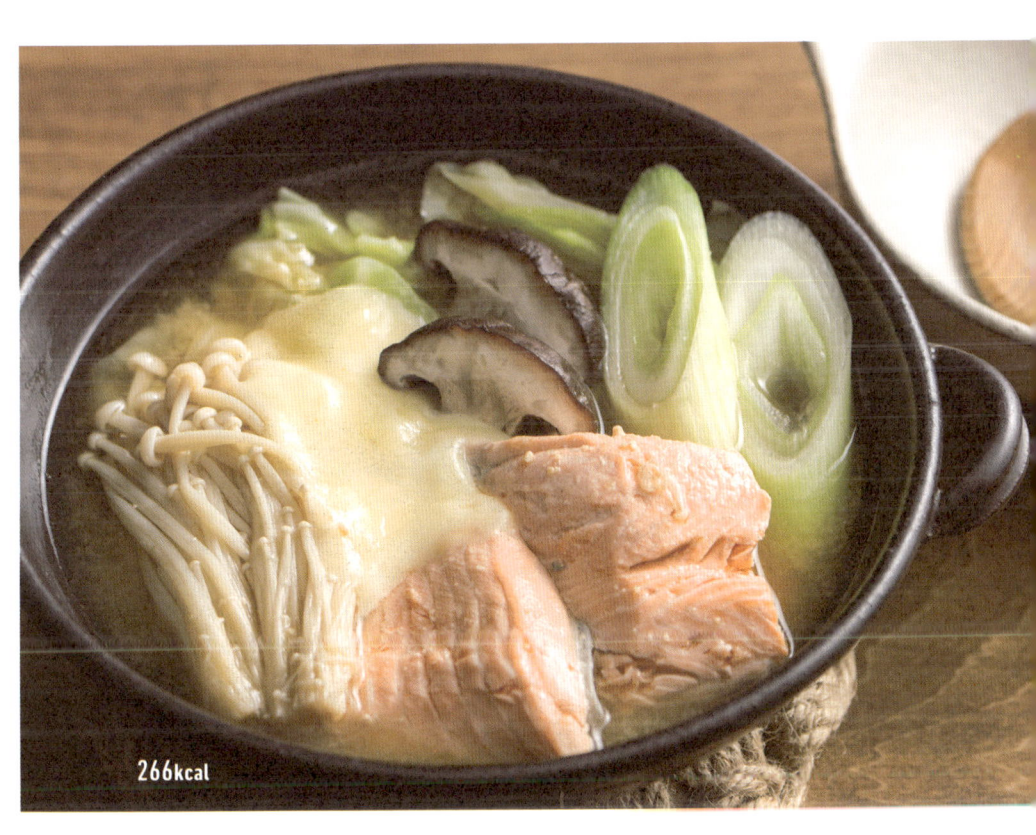

鮭魚與香菇的起司味噌火鍋

運用自噬作用食材，大量攝取營養

能打好身體的基礎

只要加入材料煮熟即可！忙碌的時候也

材料（2人份）
鮭魚…2片
高麗菜…1/4顆
香菇…2朵
金針菇…1包
日本大蔥…1根

高湯…400ml
味噌…2大匙
融化起司 40g

1 鮭魚切成容易食用的大小，香菇切半，日本大蔥斜切成1公分寬，高麗菜橫切成粗塊，金針菇分成小撮。

2 將起司及味噌以外的料理全都放進鍋中，煮沸後再滾5分鐘，熄火後將味噌溶入鍋中。

3 加入起司後蓋上鍋蓋，放置2～3分鐘。

〈小建議〉

建議加入時令蔬菜與香菇。
加入蝦子跟豆腐也非常好吃。

103　第3章　每天都想吃的自噬作用食譜

156kcal

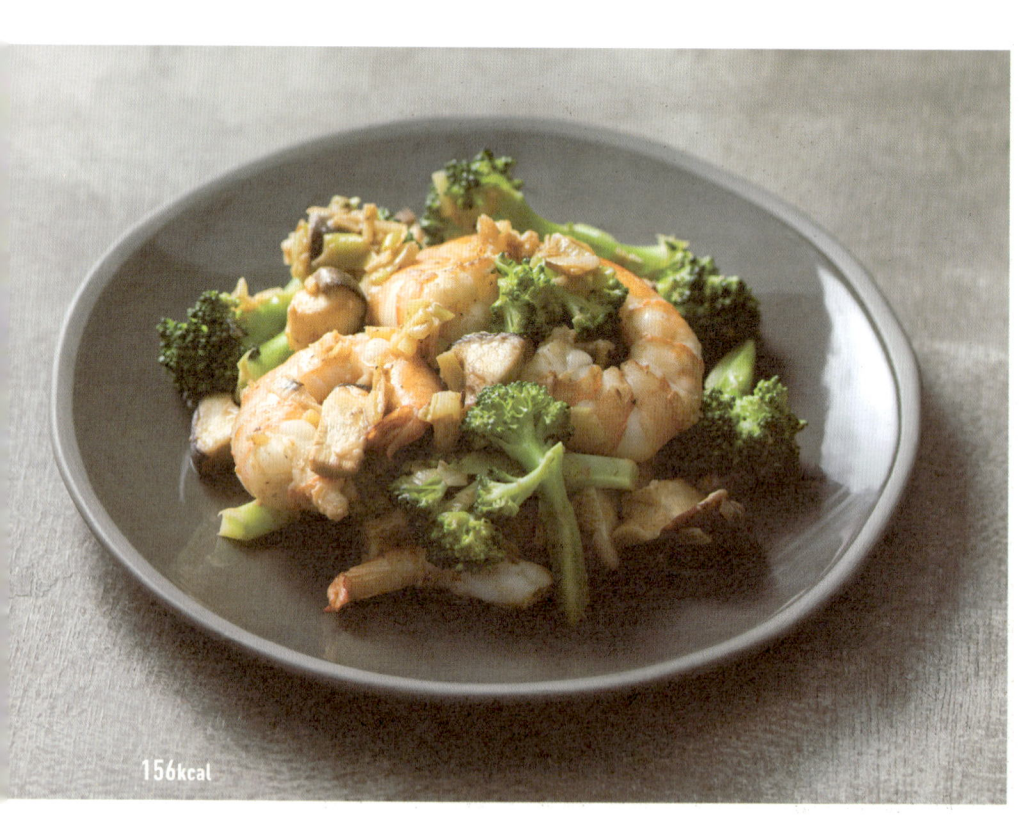

綠花椰與香菇炒蝦仁

運用蝦仁低脂肪、高蛋白的蝦紅素之力 啟動自噬作用活性化

材料(2人份)
蝦仁…150g
香菇…4朵
綠花椰…100g
日本大蔥…10cm
薑…1片
辣椒…1/2根
酒…2大匙
鹽…1/2小匙
橄欖油…1大匙

1 香菇切成1公分方形、綠花椰分成小朵，日本大蔥與薑切成粗塊。

2 清洗蝦仁後去除泥腸，剝殼。綠花椰用保鮮膜包起來，微波（600W）加熱1分鐘。

3 在平底鍋裡加入橄欖油、薑、辣椒、日本大蔥，以弱火炒香。

4 加入蝦仁後，以中火翻炒約1分鐘，加入綠花椰與香菇拌炒。

5 待香菇炒熟後，加入鹽與酒調味。

227kcal

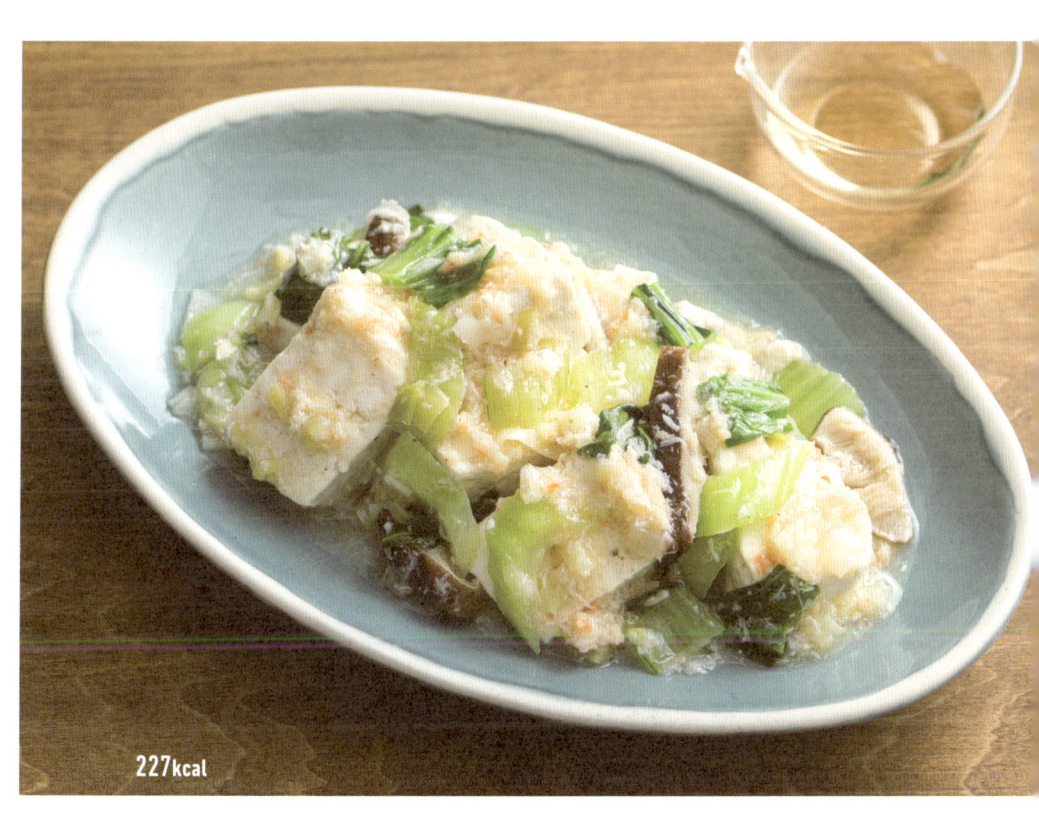

蟹肉罐頭的香菇豆腐羹

材料(2人份)

蟹肉罐頭…1罐(100g)	日本大蔥…5cm	太白粉…1大匙
豆腐…1塊	薑…1片	橄欖油…1大匙
乾香菇…3朵	柴魚粉…1/2小匙	水 50ml
青江菜…1株	鹽.胡椒…各少許	醋…適量

1. 以盤子盛裝豆腐，微波(600W)加熱1分鐘，再用廚房紙巾包裹，瀝乾水份。乾香菇以溫水泡發。太白粉溶於同份量的水(份量外)的水裡。

2. 豆腐切成3公分立方小塊，青江菜斜切成2cm寬，乾香菇切絲，日本大蔥與薑切成粗塊。

3. 在平底鍋裡加入橄欖油、日本大蔥、薑，以弱火炒香，再加入豆腐、乾香菇、泡發香菇的水2大匙、柴魚粉、水，煮滾。

4. 加入蟹肉、青江菜，再煮2~3分鐘，以鹽、胡椒調味，加入溶於水中的太白粉勾芡。視個人喜好淋醋。

具備活化自噬作用能力的豐富食材。享用前可視個人喜好淋醋。

187kcal

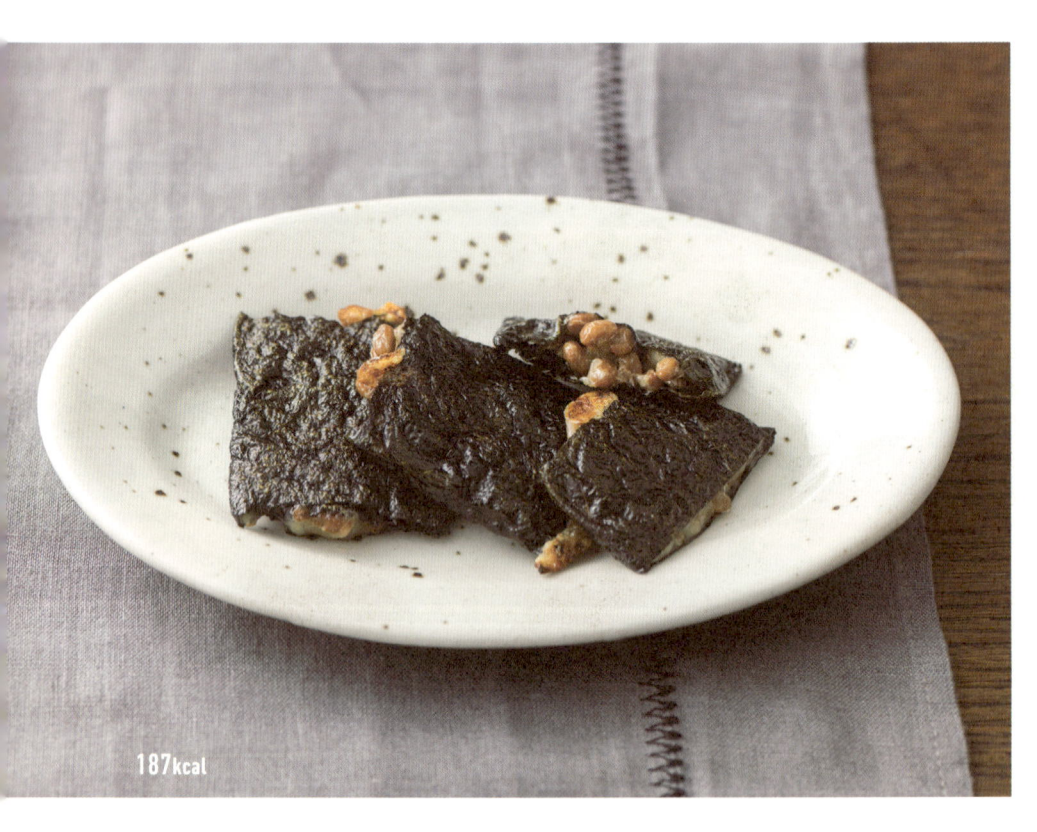

香煎納豆起司海苔

納豆與起司製作的配菜
輕鬆攝取亞精胺，實現長壽不老的目標

材料(2人份)
納豆(附醬汁)…2盒
融化起司…40g
柴魚片…1包(1.5g)
海苔…2片
橄欖油…2小匙

1 在納豆裡加入起司、柴魚片、納豆醬汁1包，輕輕混拌，分成6等分。
2 將海苔切成各3片，共準備6片。
3 將1的納豆與起司放在海苔上，折成三折，在平底鍋裡加入橄欖油，將海苔雙面煎到酥脆。

〈小建議〉
使用的起司除了披薩用起司之外，也可以使用艾曼塔起司、葛瑞爾起司等自己喜歡的天然起司。

262kcal

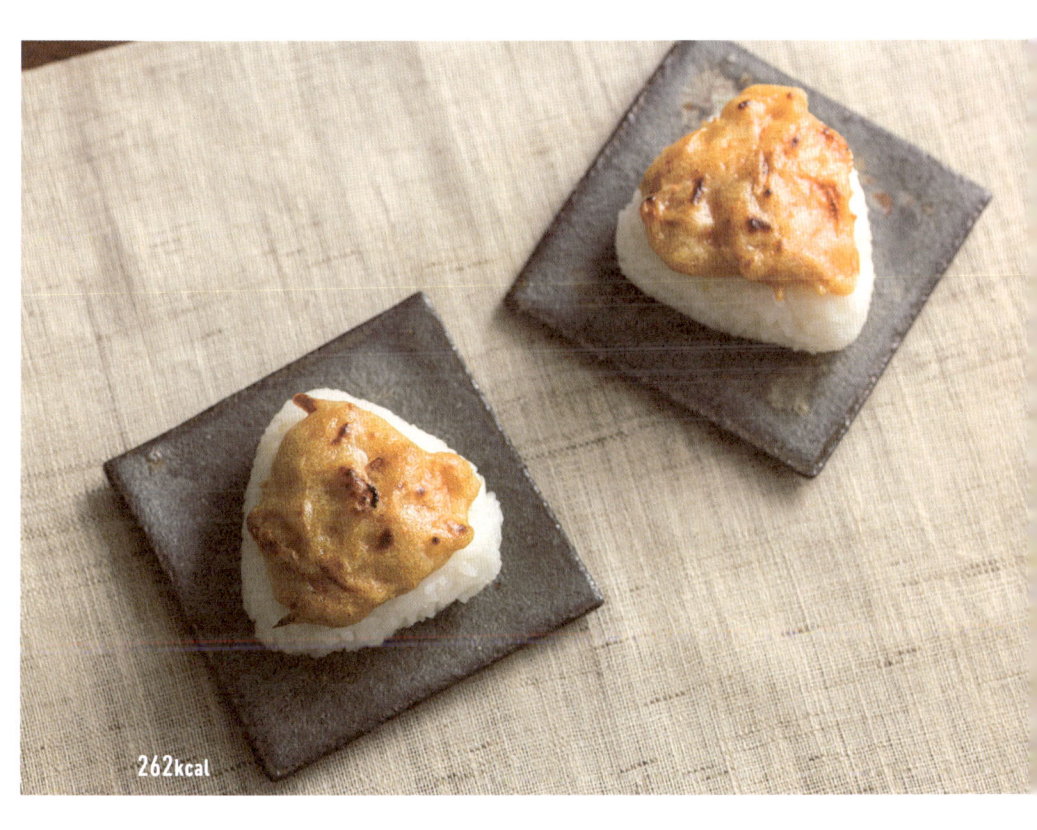

櫻花蝦味噌烤飯糰

白味噌加櫻化蝦　輕鬆攝取活化自噬作用的成分！

材料(2人份)

白飯…240g　　　　砂糖…1小匙
白味噌…2大匙　　　櫻花蝦…2小匙
味醂…1大匙　　　　一味唐辛子(粉末)　適量

1 混合白味噌、味醂、砂糖、櫻花蝦、一味唐辛子。
2 將白飯捏成三角形，塗上1，置於塗抹少許橄欖油（份量外）的鋁箔紙上，以烤箱(1200w)烤約3分鐘，烤至上色。

〈小建議〉
也可以加入芝麻，柴魚片取代櫻花蝦，也非常好吃。

73kcal

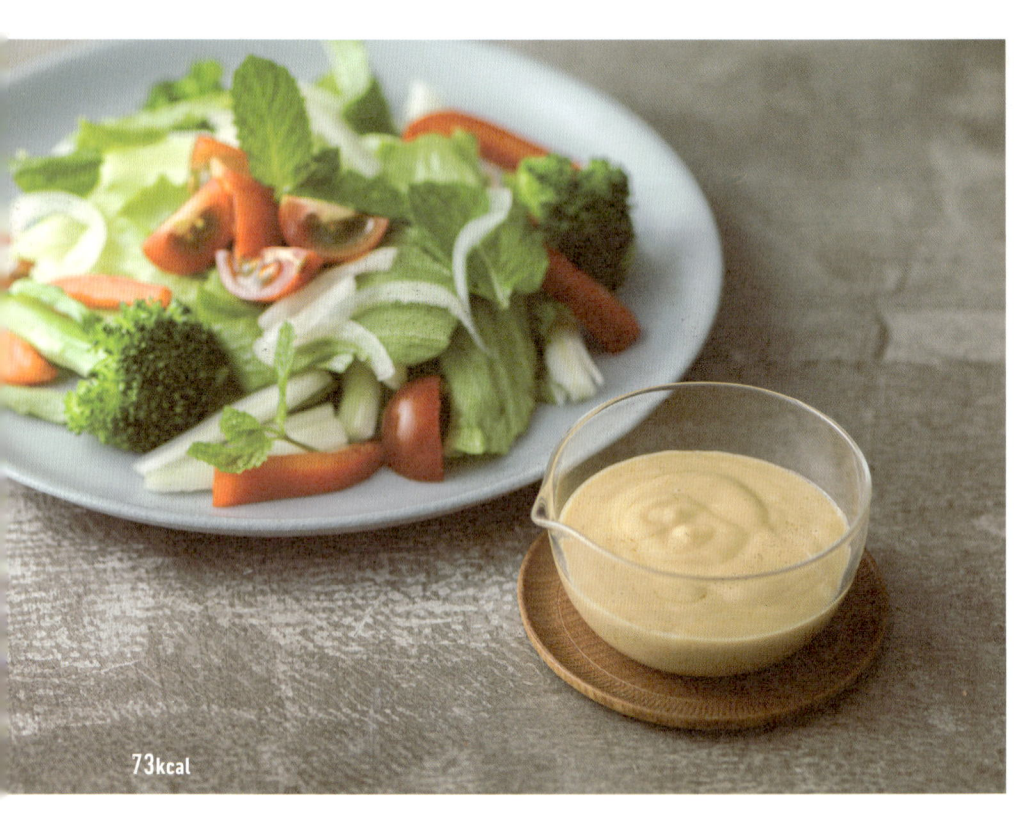

納豆味噌沾醬

利用各種不同的食用方法，365天攝取納豆能量

材料(8～9次份)
納豆…1盒　　　　　橄欖油…5大匙
味噌…1大匙
醋…4大匙

1 將納豆、味噌、醋以食物處理機或果汁機攪拌均勻。
2 在1裡加入橄欖油後混合。

〈小建議〉

除了用於沙拉的醬汁，也可以沾水煮蔬菜，或是製作日式拌菜。

73kcal

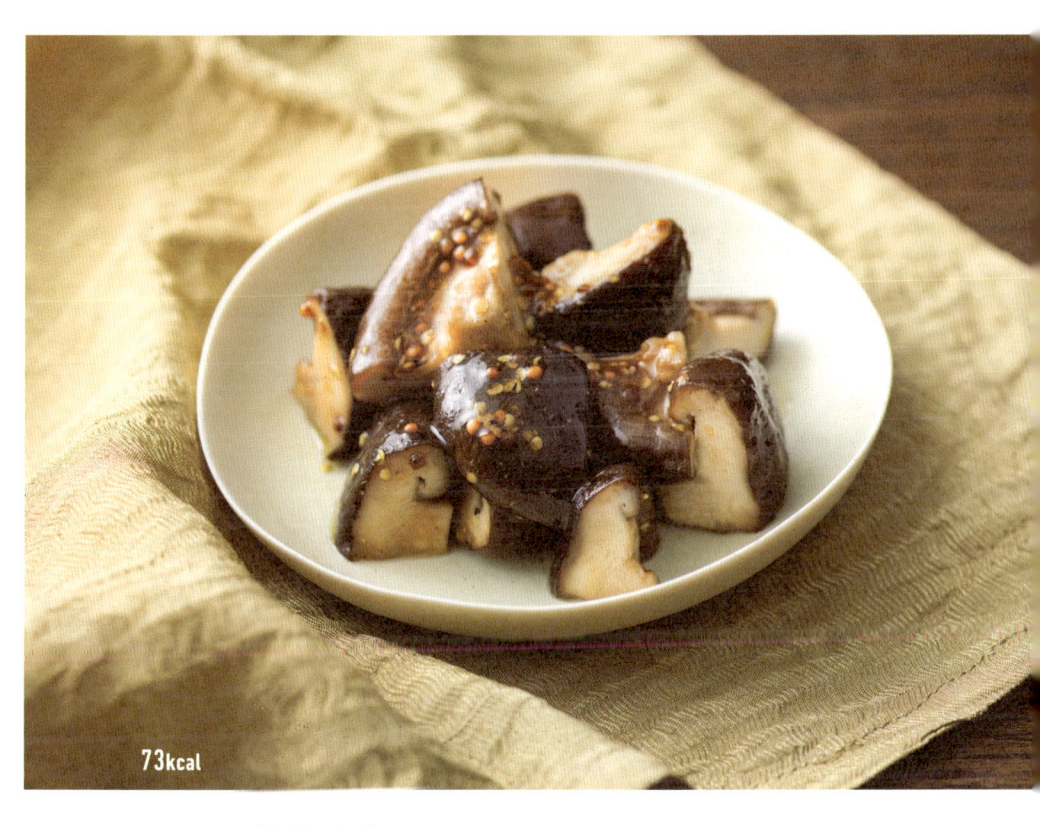

微波香菇

超簡單的食譜，香菇含有大量食物纖維還能整頓腸道環境。

材料(2人份)
香菇…1包(100g)
橄欖油…1大匙
醬油…1/2大匙
顆粒黃芥末醬…1小匙

1 香菇切軸，再切成十字。放進耐熱碗裡，包保鮮膜後放進微波爐(600w)加熱2分鐘。
2 在1裡加入醬油、橄欖油、顆粒黃芥末醬。

〈小建議〉
除了香菇之外，也可以使用蘑菇、杏鮑菇、鴻喜菇、金針菇等，混合多種也很好吃。

223kcal

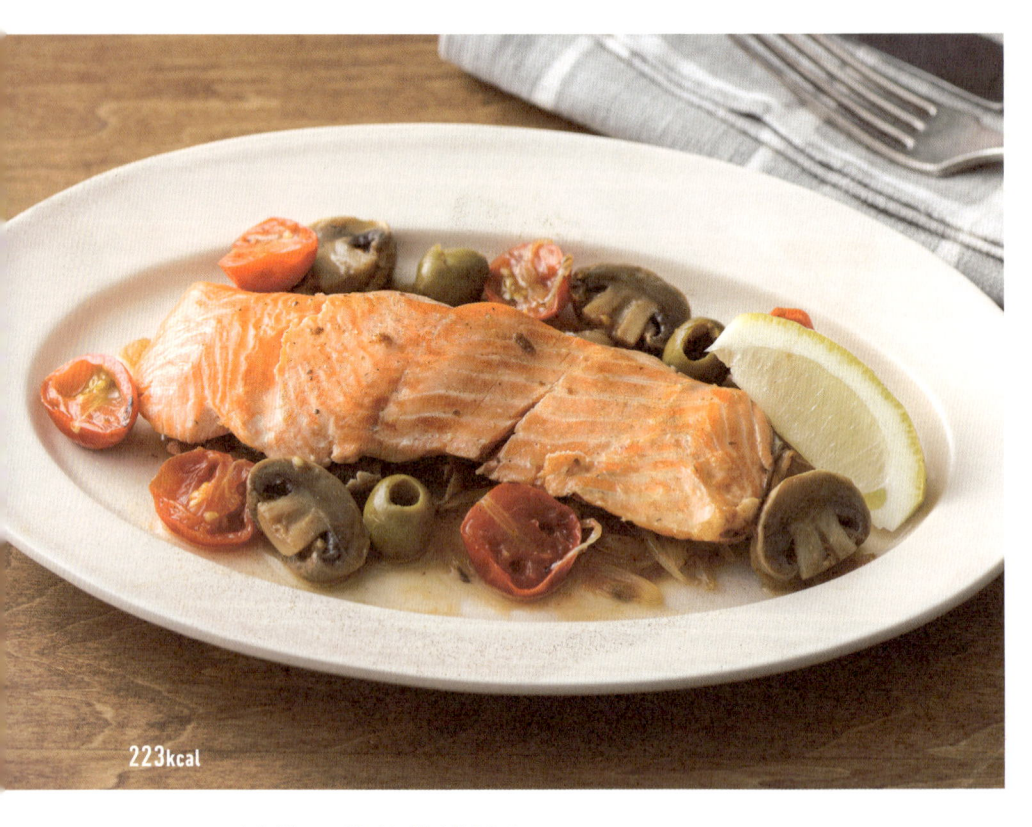

橄欖、蘑菇蒸烤鮭魚

實現長壽不老！利用魚油的抗發炎作用與橄欖，

材料（2人份）
鮭魚…2片
橄欖…6顆
蘑菇…4朵
洋蔥…1/4顆

小番茄…6顆
鹽.胡椒…各少許
白葡萄酒…100ml
水…50ml

橄欖油…2小匙
醬油…1/2大匙
檸檬…1/4顆

1 小番茄切半。洋蔥切絲，蘑菇去蒂頭後切半。鮭魚灑上少許鹽、胡椒。

2 將橄欖油倒入平底鍋中，熱油後加入洋蔥、蘑菇及橄欖，稍微拌炒後移到鍋子邊緣，鮭魚皮朝下，以中火煎至上色。

3 待魚皮上色後，將鮭魚翻面，加入小番茄、白葡萄酒、水，煮滾後蓋上鍋蓋，以中火悶煮3～4分鐘。

4 淋上醬油，盛盤後裝飾檸檬。

523kcal

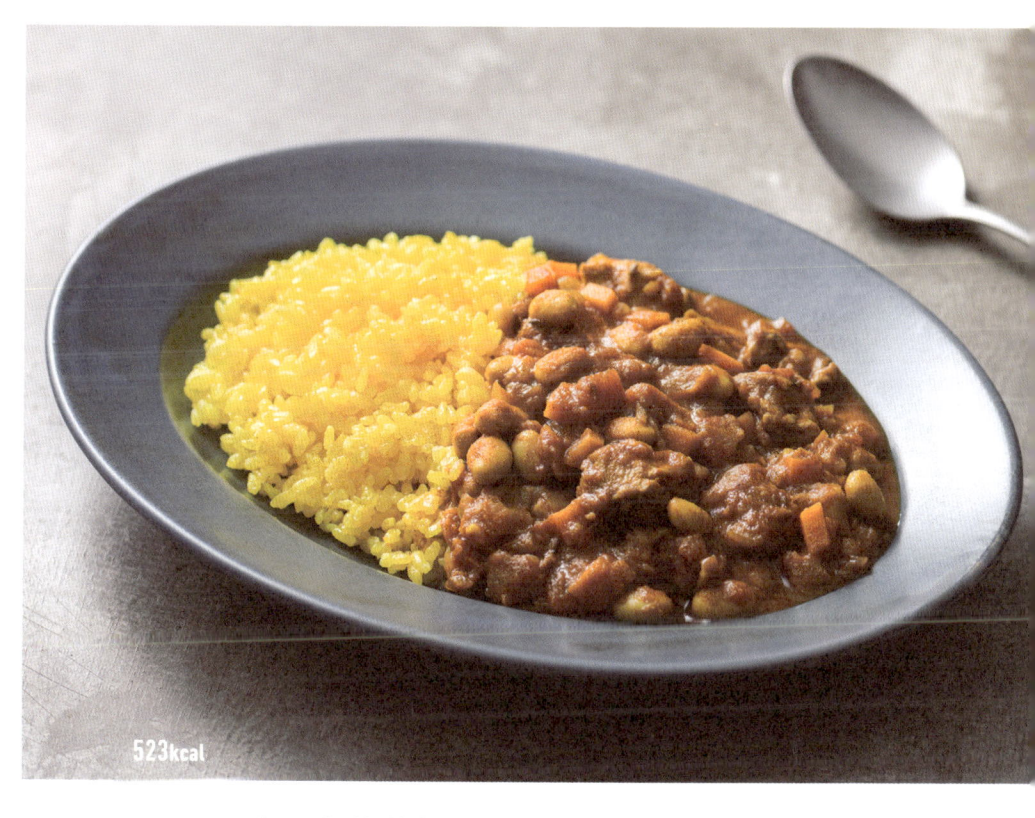

咖哩佐薑黃飯

薑黃飯搭配脂質較少的健康咖哩,活化自噬作用

材料(4人份)

水煮黃豆…1包(120g)
雞腿肉…1片(約300g)
洋蔥…1顆
蒜頭…2瓣
水煮番茄罐頭…1罐

咖哩粉…3大匙
孜然(粉或籽)…1小匙
橄欖油…1大匙
鹽…1小匙
胡椒…少々

胡椒…少許
米…2杯(約300g)
蜂蜜…2小匙
薑黃…1小匙

1 米洗淨浸泡30分鐘,將水分瀝乾,加入水360ml(份量外)與薑黃煮熟。

2 洋蔥與蒜頭切粗塊,雞腿肉切成一口大小。

3 在較厚的鍋中加入橄欖油、洋蔥、蒜頭,以中火炒至稍微上色。

4 加入雞腿肉,雞皮朝下,煎至表皮酥脆,再加入咖哩粉、孜然拌炒,加入水煮黃豆與水煮番茄。

5 煮滾後將火勢轉小一點,燉煮10分鐘。撈去浮沫。以鹽、胡椒、蜂蜜調味。

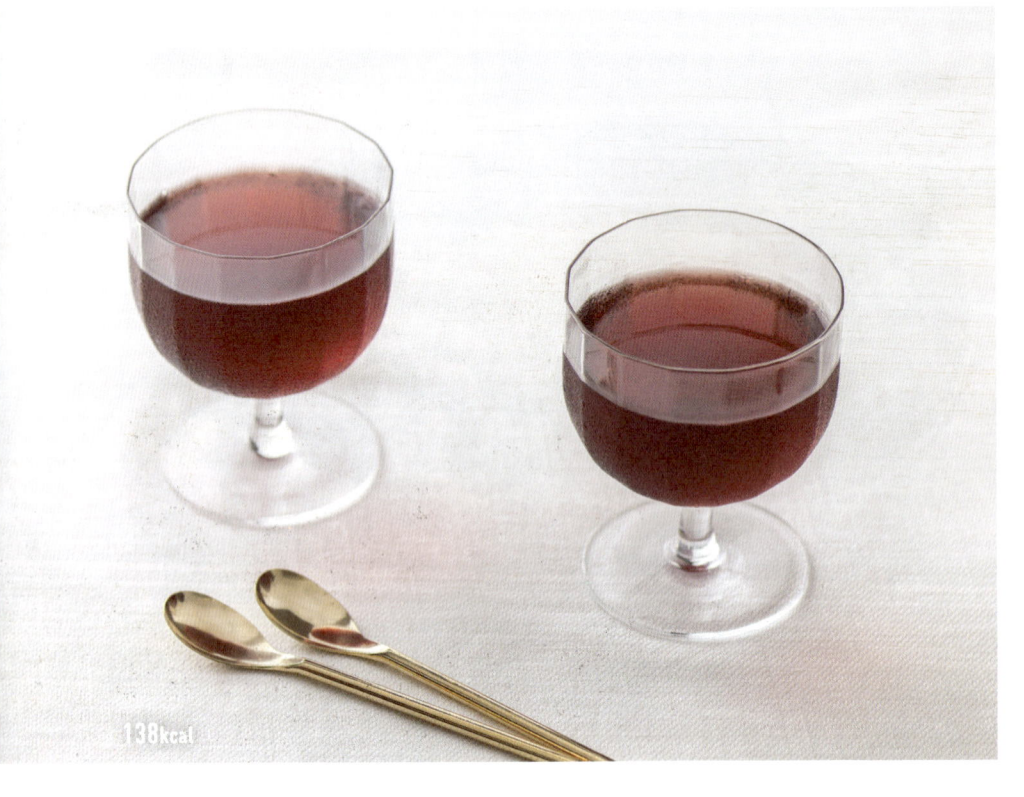

紅酒凍

維持美貌與健康 / 不能喝酒的人也可以利用紅酒效果

材料(2人份)
紅酒…150ml　　砂糖…40g
水…150ml　　　吉利丁粉…5g

1 將水及砂糖加入鍋中,以中火加熱,融化砂糖。

2 待砂糖融化後,加入紅酒。煮至沸騰,揮發酒精。熄火後放涼到50~60℃,加入吉利丁粉,攪拌至融化。

3 將2盛入玻璃杯中,放入冰箱冷藏到凝固。

〈小建議〉

可以在果凍上裝飾草莓、藍莓、覆盆莓等水果,看起來更漂亮,還能攝取尿石素。

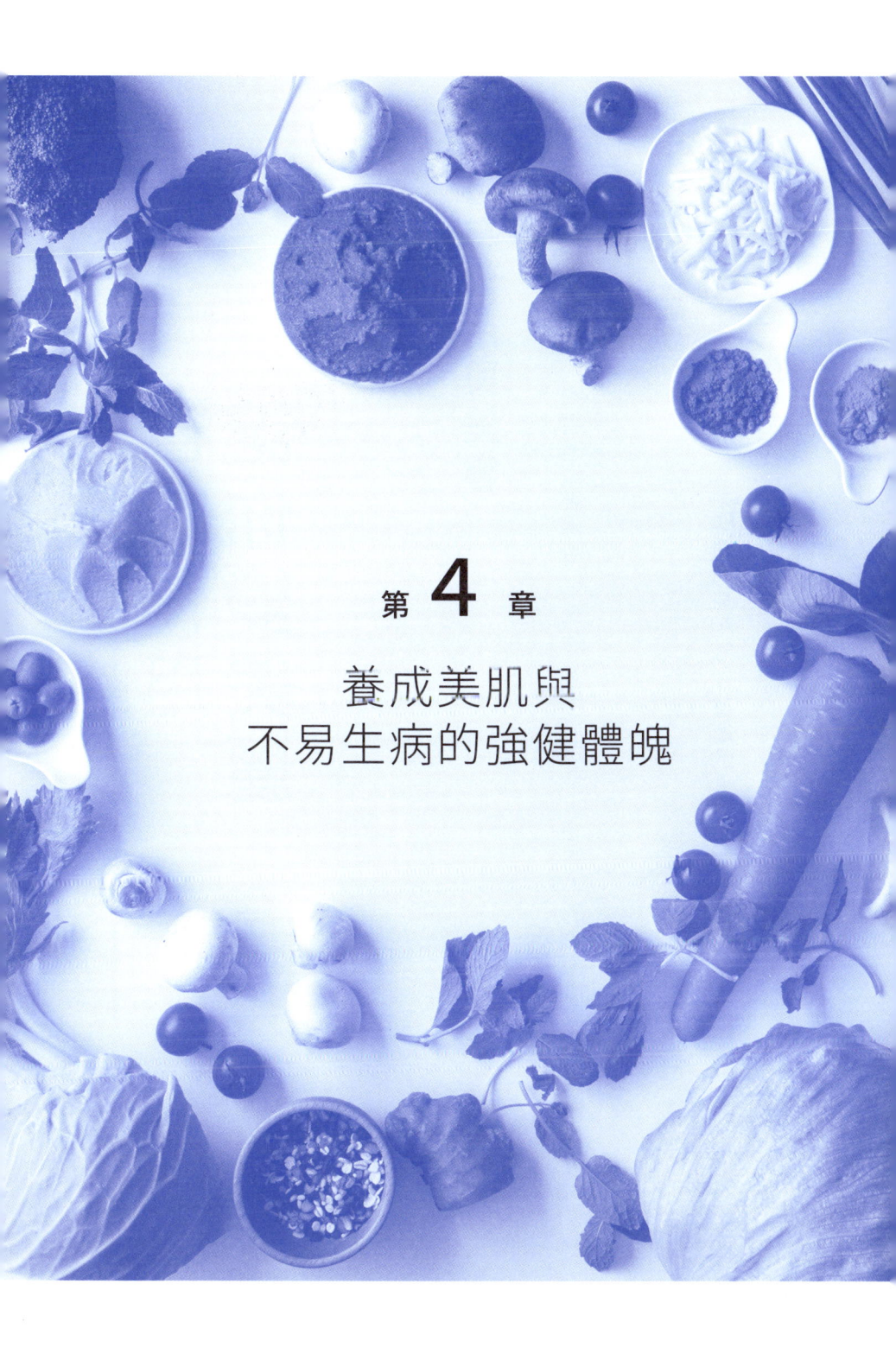

第 4 章

養成美肌與
不易生病的強健體魄

1 自噬作用讓你變美麗

自噬作用與美容

希望健康愉悅的生活能維持得更長久。相信這是大多數人的心願,同時大家也希望青春永駐。

有本書叫做《九成看外表》(人は見た目が9割)(竹內一郎著,新潮新書),老實說,人們認為年輕的外表與健康息息相關。**健康的人外表看起來通常比較年輕**。

話雖如此,倒不是因為健康讓人擁有年輕的外表,也不是因為外表年輕才健康。

114

外表與自噬作用也是相輔相成。

活化自噬作用，可能消除斑點與細紋，讓肌膚水嫩有彈性，這句話可不是誇大其詞。

也許有人不相信，不過，讓我們想想自噬作用的機制，也就不足為奇了。倒不如說，是一種非常容易理解的效果。

抗老化要從細胞做起

年過四十之後，明明沒有暴飲暴食還是變胖了，光是上下樓梯就氣喘吁吁，不僅在健康方面出現變化，就連外表都改變了。肌膚上的斑點與細紋、白髮，相信不少人突然多了許多外表方面的煩惱吧。

這是**細胞機能低下**造成的。

細胞具有讓細胞內保持正常的作用，不過此作用將隨著年齡衰退。除了老化之

115　第4章　養成美肌與不易生病的強健體魄

細胞自噬也有美白效果

如今我們已經得知具體的效果了。

以膚色為例，當「黑色素」在細胞中累積時，皮膚就會變黑。自噬作用具有分解黑色素的效果。

使用人類的皮膚細胞進行實驗，投以抑制自噬作用的藥劑時，無法分解細胞內

外，紫外線、空氣中的污染物質、不正常的飲食生活、壓力等外在的刺激，都會讓此一作用衰退。

過去的主流美容方法都是在肌膚表面加上某些東西，使肌膚滑嫩、白皙、遮蓋斑點。然而，這麼做還是會讓細胞機能處於低下的狀態，無法改善本質。此外，即使給予細胞營養，機能低下的細胞也不會恢復原狀。

針對這種情況，最近有人認為應該讓肌膚細胞恢復活力，開發了各種商品。這是一種保養細胞，讓肌膚恢復青春的概念。這就是自噬作用登場的時候了。

的黑色素，反而會使黑色素增加。

另一方面，投以活化自噬作用的藥劑時，黑色素將會被分解、逐漸減少。皮膚細胞也變白了。

此外，也有調查指出高加索人（白種人）、非洲人與亞洲人皮膚細胞的自噬作用程度不盡相同。

高加索人的皮膚細胞自噬比較活潑，不過非洲人與亞洲人皮膚細胞的自噬作用不太活躍。亞洲人則介於兩者之間。

結果得知**皮膚細胞裡的自噬作用是決定膚色的重大因素**。

也就是說，活化自噬作用，促使黑色素分解，即可讓肌膚白皙。

最近的研究發現皮膚的自噬作用將會隨著年紀增長而低下。此外，曝曬紫外線會使皮膚老化，至於紫外線造成的斑點，則是由於斑點部位周邊的自噬作用衰退造成的。

因此，只要活化自噬作用，就有可能預防斑點形成。

第 4 章　養成美肌與不易生病的強健體魄

保養細胞成為美容的常識

了解美容知識的人,也許已經聽過自噬作用對肌膚有益的說法。

美容業界早已發行許多讚頌自噬作用的商品,不過,以現狀來說,基於「使用本化妝品可以活化某種程度的自噬作用,結果使皮膚細胞產生這些變化」能提出相關數據的商品,目前還算少見。

接下來應該會有所改變吧。

我(吉森)也與企業共同研究,在未來的抗老方面,活化細胞的細胞保養,應該會成為主流。我將它命名為超老化(beyond aging)。

提升自噬作用,可以減少斑點與細紋,使肌膚恢復彈性,這些已經不再是夢想,即將實現了。

2 利用自噬作用打造不易生病的身體

人體不會迅速改變的原因

「身體不太舒服，我這是怎麼了？」

如果你早上一直爬不起床，肯定是你體內的細胞出問題了。身體不舒服的時候，細胞也不正常。感到自己生病的時候，細胞早就出事了。

雖然細胞怪怪的，不過也有各種不同的模式。例如細胞死亡、細胞的活力太差，原因有很多種。細胞有問題，可能會引起大家最熟悉的感冒、癌症、阿茲海默

症、糖尿病、腦中風等疾病。

「細胞有問題」這句話，聽起來似乎不像日常生活中會用的字眼，不過我們平常之所以能保持健康，可不能忽略細胞在不知不覺間努力的功勞。

我們的身體具備非常了不起的修復能力及防備能力。說是我們體內有一支防衛隊也不為過，即使每天都遇到火災跟暴雨，也不會造成重大災害。

這也是由於我們的身體是經由非常精密的計算之後才完成的。

基因早已規定好每一個細胞的角色。每一個細胞誕生後會如何，也有嚴密的計劃。當縝密的計劃遭到擾亂、發生預期外的事件時，就會生病。

雖然我們的細胞每天都會遭遇預期外的事件，它們也會自行修正。細胞會回避異常的事件，或是遇到異常事件時，會以很快的速度恢復正常，讓我們迎來與昨天差不多的今天，度過安穩的日常生活。儘管如此，還是會遇上無法因應、吞敗仗的情況，這時就需要靠人為介入了。那就是醫療，不過，和細胞的力量相比，醫療的能力微乎其微。

120

細胞的能力之一，便是自噬作用。

本章將會詳細探討自噬作用的可能性。

自噬作用將會如何改變我們的健康呢？它不僅是在對抗威脅我們當前日常生活的種種疾病的殺手鐧，甚至還有可能讓人上了年紀也不會虛弱、使肌膚滑嫩。

自噬作用也能殺死細菌

我們先來看看自噬作用如何支持著我們的健康呢？又蘊藏著什麼樣的可能性呢？

剛才也提到生病是因為細胞出了問題，細胞出問題的原因之一，便是「外敵」入侵。

如同第1章所說，自噬作用具有殺死入侵細胞內部病原體（細菌或病毒）的能力。這可說是一項劃時代的發現，如今全世界的流行病學家都在實驗自噬作用對哪些病原體有效。學者逐漸闡明自噬作用殺得死的病原體，也有不會被自噬作用殺害、放過的病原體。

造成咽頭炎的鏈球菌（Ａ型鏈球菌）、引起食物中毒的沙門氏菌，都會被自噬作用排除。當細菌增殖的數量過多時，自噬作用的排除機制自然追不上，不過原則上都會排除。

另一方面，ＨＩＶ或西尼羅病毒（West Nile virus，近似日本腦炎病毒，以蚊子為媒介）則無法排除。舉大家比較熟悉的例子，ＳＡＲＳ與新型冠狀肺炎都會妨礙自噬作用的功能。

為什麼會分為可去除的病原體跟無法去除的病原體呢？這是因為**病原體會進化**。就病原體的角度來說，會不會被殺掉非常重要，為了存活而進化，導致自噬作用無法擊殺。

有些病原體會妨礙自噬作用，也有病原體會直接消失。雖然不是病毒而是細菌，**志賀氏桿菌就是以鑽自噬作用的漏洞聞名**。

志賀氏桿菌會像隱形戰機一樣，從細胞的雷達中消失。因為它消失了，所以自噬作也無法認知它為侵入細胞。

也有壞的病毒會利用自噬作用來增生。那就是小兒麻痺病毒（Poliovirus）。小兒麻痺病毒將會侵入神經，使手腳麻痺。麻痺將會持續一輩子，是一種可怕的疾病。

生物會隨著進化愈來愈複雜，自噬作用機能也會跟著進化。原本人們認為自噬作用是為了確保營養來源而形成的，後來發現也能用來守護細胞免受病原體的侵擾。然而，病原體同樣會進化。小兒麻痺病毒、新型冠狀病毒的能力都在自噬作用的機能之上。未來，細胞與病原體應該都會持續進化。以牙還牙，以眼還眼的戰爭，將會持續下去。

人類當然也不會默不作聲。如果病毒會妨礙自噬作用，人們就會努力地研究它的機制，開發新藥等等。

治療阿茲海默症的救星

最近，自噬作用備受矚目的機能，便是<u>去除細胞內的蛋白質斑塊</u>了。這是非常重要的發現。與找不到治療法的疾病有深刻的關係。<u>大腦疾病即為阿茲海默症與巴</u>

金森氏症等失智症的原因。

這些疾病的成因乃是由於腦細胞裡形成蛋白質斑塊，斑塊導致細胞死亡。這些疾病稱為神經退化性疾病。如今，自噬作用可能是治療這些疾病的殺手鐧，大家抱以厚望。

為什麼神經退化性疾病很棘手呢？這是由於腦細胞幾乎不會汰舊換新。還記得我們說過人的體內不斷地汰舊換新吧？自噬作用會修復細胞，也會將整個細胞汰舊換新。

細胞也有壽命。舉例來說，血細胞大約幾十天就會完全更新替換。然而，據說**腦細胞的壽命是一百年**。也就是一輩子。因此，當斑塊累積，細胞死亡後，只能維持原狀。

細胞汰舊換新時，即使無法完成細胞內的清潔，導致細胞死亡，還是會有新的細胞取而代之。腦細胞卻沒有這種機制，只能靠負責打掃的自噬作用好好努力了。

實際上，我們已經得知自噬作用有一種機能，它會吃掉大腦內即將形成的蛋白質斑塊。相當於我們在第 1 章敘述的，自噬作用功能的第三點「除去有害物質」。

再加上第二點「修復細胞內部」功能，預防腦細胞形成蛋白質斑塊。

124

不過真的很不可思議耶。只要自噬作用能夠清除蛋白質斑塊，就不會罹患阿茲海默症與巴金森氏症了。為什麼會有那麼多人患病呢？根據厚生勞動省的推測，預估**2025年大約有700萬名失智症患者**。相當於**日本高齡者的五分之一**。明明就有自噬作用，為什麼還會這樣呢？

我們在第1章也曾經提到，**自噬作用的活性將會隨著老年低下**。我們並不能將神經退化性疾病全都歸罪於自噬作用的機能低下。應該還有其他原因。不過有很多人認為原因是自噬作用的活性低下，事實上人們也發現兩者之間有一定的關係。

已經有許多研究者進行實驗。

舉例來說，**利用基因操作，停止腦細胞自噬作用的老鼠，年輕時就會罹患阿茲海默症**。從這個實驗結果，可以得知在遺傳學上不易形成蛋白質斑塊的正常老鼠，處於自噬作用完全不發揮功能的情況下，無法清除蛋白質斑塊，容易罹患疾病。

因此，目前**全世界的製藥公司都很關注自噬作用**。能不能治好過去無藥可治的阿茲海默症與巴金森氏症呢？目前成了備受關注的話題。

125　第4章　養成美肌與不易生病的強健體魄

具有癌症免疫效果，發病後反而成了弱點

再來看看細胞出問題時的另一個例子。「癌症」。

癌症可不是什麼與多數國民無關的疾病。

根據日本國立癌症研究中心的調查，發現日本人**死於癌症的機率為男性 26.2%**（約四分之一），**女性 17.7%**（約為六分之一）（根據2021年資料）。

如果是一生中罹癌的機率，則為**男性 65.5%**（約三分之二），**女性 51.2%**（約為二分之一）（根據2019年資料）。也就是說，許多人得過癌症。

癌症也是細胞異常導致的疾病，不過並非細胞死亡，而是精力太旺盛導致的疾病。細胞的精力太旺盛，過度增生。「癌細胞」原本也是自己的正常細胞。

雖然癌症又分成各種不同的類別，不過它的機制完全相同。都是基因突變。當基因突變時，細胞內的蛋白質將會突變，導致細胞死亡，或是過度活化。後者即為癌症。

細胞過度活化時會發生什麼事呢？細胞增生。

成年人的細胞約為37兆個，不會改變。會維持固定的數量。

也許有人認為胖子與瘦子的細胞數量不同，不過兩者的數量幾乎相同。差別在於細胞的大小。

舉例來說，如果只有某個部位的細胞增生，會造成不少困擾，從前應該曾經在街頭看到長瘤的人吧？最近大部分的人都會動手術切除，那就是局部細胞增生造成的現象。

過度增生的細胞，又會分成「良性腫瘤」與「惡性腫瘤」。

「良性」會在適當的時機停止成長。而且不會轉移到他處。

「惡性」則會毫無節制地成長。還會轉移到他處。用專門的術語來說，就是「增生」並「轉移」。

當基因突變時，就會出現增生、轉移的細胞。那就是癌細胞。

127　第4章　養成美肌與不易生病的強健體魄

如果說正常的細胞是人類，癌細胞就像喪屍。

麻煩的是，癌細胞仍然是一個正常的細胞。甚至比正常的細胞還要有活力。癌細胞根本沒生病。只是精力太旺盛了。然而，對於人類這種由許多細胞均衡組成的生命體來說，癌細胞是一種困擾。特定部位的細胞突然持續增加，停不下來，影響了整體均衡。

目前已得知<u>自噬作用可以抑制基因突變導致的癌細胞發生</u>。然而，<u>一旦癌細胞形成後，癌細胞也是自己的細胞，所以也會啟動自噬作用。細胞將會正常活動，所以自噬作用將會輔助癌細胞的活動</u>。協助細胞增生。據說某些癌症利用自噬作用存活。

所以<u>罹患癌症後，最好阻止自噬作用</u>。在現階段的日本，這仍然是不可能的任務，不過美國已經著手進行實驗，同時以抗癌藥物及停止自噬作用的藥物治療。因為是實驗，已經進行到臨床試驗的階段了。

然而，負責攻擊癌細胞的免疫細胞，仍然需要在活化自噬作用的情況下，才能提高其能力。也就是說，最好能夠停止癌細胞的自噬作用，同時提升其他細胞的自噬作用。癌症真的是一種複雜的狀況。

避免老化

自噬作用與「老化」也有密切的關係。

每個人都希望能健康、長壽地活著。雖然這是一個人生百歲的時代，長壽卻不健康，就沒什麼樂趣了。

然而，儘管活得健康、長壽，是人類自古至今的共通願望，過去人們一直覺得這只不過是夢想。每個人都相信，人會在不知不覺中老去，身體也無法隨心所欲地活動，然後死去。

如果問大家老化是什麼，大家會怎麼回答呢？

「體力衰退」、「滿臉皺紋」、「跑不動了」、「容易生病」。這些全都是正確答案。用一句話來定義的話，「死亡率提升」應該比較容易理解吧。

「爲什麼上了年紀之後，行動會比較遲鈍呢？」聽到這個問題時，大家會怎回答呢？

我想大多數的人會回答⋯

「生物上了年紀之後，身體都會衰老。老化是必然的，沒有人能避免。」

很遺憾，這是錯誤的見解。

這是因爲，近三十年來，我們已經顛覆了「生物必然會老化」的常識。

「老化可以避免」，這個認知已經在研究者之間廣爲流傳。

也許大家不相信，不過，對生物來說，這絕對不是什麼怪事。這是因爲這個世上存在著不會老化的生物。在這個世上，存在著上了年紀，依然維持年輕的生物。

舉例來說，有一種叫做裸鼴鼠的老鼠，還有短尾信天翁，牠們在活著的期間，

130

幾乎都能維持完美的健康狀態，當既定的時間到來，就會突然死去。印度動物園曾經飼養一隻名叫阿德維塔（Adwaita）的亞達伯拉象龜，死去的時候，外表毫不遜於年輕的象龜，竟然活了250歲。牠維持著年輕的外貌，突然死亡。

世上有這類不會老化的生物，意味著什麼呢？

我們可以說，包含人類在內的多種生物應該是刻意老化後變成砂子。畢竟細胞為了維持恆常性，具備了包含自噬作用的各種機制。這並不像岩石風化那麼，選擇老化象徵什麼意義呢？有人認為此舉有利於進化，不過進化學家否認這種說法。為什麼會老化，如今仍然是 大謎題。

老化速度很快，也是人類的特徵。舉例來說，就留下子孫的觀點來說，人類的生殖活動大多在20～30多歲之間。有些男性到了70歲依然有生兒育女的能力，不過現實中幾乎趨近於零。然而，有很多生物的生殖活動可以一直持續到死亡之前。

與人類相近的生物，像猴子可以生育的期間就很長。雖然也會依物種而異，儘管猴子的平均壽命是二十幾年，超過二十歲還是可以生育。因為有育兒的經驗，所以年老的猴子會比年輕猴子受到更多的青睞，這也是相當有名的話題。應該只有人

131　第4章　養成美肌與不易生病的強健體魄

類的年輕人比較受青睞。

也就是說，老化並非必然，有很多種生物，在尚未釐清理由的情況下，選擇了老去。人類也有相當高的可能性，非常積極地選擇了老化。

稍微離題一下，聽到「避免老化」，也許有人會覺得是痴人說夢，不過我們已經說明了生物學上絕非不可能的背景。我認真覺得就算無法避免死亡，<u>人類也能靠著生命科學之力，像短尾信天翁或裸鼴鼠一般，在臨終之際依然維持年輕、活力，掌握關鍵的便是自噬作用</u>。

延長壽命，同時延長健康壽命

從結論來說，活化自噬作用也許可以防止老化。相信各位都不想變得行動遲緩吧。不想要自己的行動遲緩，活化自噬作用就行了。

132

首先，也許大家會感到吃驚，我們已經得知**如何延長壽命**。接下來介紹五大方法。

最有名的就是之前已經提過很多次的**控制熱量**。

從字面上也可以想像，控制熱量指的是減少每餐攝取的熱量，吃過多的時候，等到肚子餓再進食的**「輕斷食」**。完全不吃飯當然會餓死，所以減少正常的進餐量，將熱量控制在可以正常活動的程度。這麼做就可以延長壽命。已經由老鼠及猴子的實驗得知此結果。

接下來比較專業一點，其他還有**抑制胰島素訊號**。胰島素是一種傳達訊號的重要荷爾蒙。刻意減少胰島素的運作，也能延長壽命。

據說抑制 TOR 訊號也能延長壽命。這也很專業，TOR（target of rapamycin）是稱為雷帕黴素靶蛋白的蛋白質，可以抑制細胞成長及代謝。要是少了它也很麻煩，不過稍微抑制它可以延年益壽。

比較有趣的是**去除生殖細胞**。生殖與壽命有非常密切的關係。不少生物都是在產下子孫後死去。

133　第4章　養成美肌與不易生病的強健體魄

「任務已經完成，所以可以死了。」於是就死掉了。也許是因為這緣故吧，去除生殖細胞就能長壽。因為不會生小孩，所以就不容易死掉了。目前已經由各種動物實驗證明了這個原理。人類也有去除生殖細胞的實例。那就是宦官。

在中國或韓國宮廷服務的宦官，利用後天的方式去除了他們的生殖機能。記錄顯示，在那個男性大多於四十歲後半到五十歲前半死亡的時代，他們平均可以活到七十歲。喪失生殖機能有可能是長壽的原因之一。

其他還有**抑制粒線體機能**，粒線體負責在細胞「工廠」製造熱量，有人指出此舉可以長壽。

這些是長壽的代表案例。

專家稱之為延長壽命路徑。大家不需要全部記起來，有趣而且共通的是，儘管每一種都是必要的機能，抑制其機能能帶來延長壽命的結果。也就是說，太活潑就不會長壽。也許長壽的祕訣在於節能，維持最低限度運作吧。

然而，目前我們都還無法闡明「原因」。例如去除生殖細胞達到長壽，也許有

人認為這是因為身體的能量有限，所以要把能量用來維持生殖機能，或是維持其他的機能，不過似乎沒那麼單純。

這裡舉出的五種路徑，彼此都沒有關係。控制熱量攝取與去除生殖細胞完全無關，也不會形成什麼連鎖作用。

儘管決定壽命的理由截然不同，部分研究者認為其中應該有共通點，並努力找出結果。那就是<u>自噬作用的活動</u>。

舉例來說，控制熱量可以活化自噬作用。飢餓的時候，為了補給營養，分解細胞內部，這是自噬作用的第一大作用，也許是同樣的機制，活化了自噬作用。

姑且省略詳細的內容，抑制胰島素訊號、TOR訊號，都能活化自噬作用，去除生殖細胞與抑制粒線體機能也一樣。因此，我們可以發現「自噬作用對延長壽命可能很重要」。

已經有實際的實驗結果了。

那是使用線蟲的實驗。也許大家對線蟲不太熟悉，牠是蟯蟲的親戚。線蟲的壽命只

有一個月，所以經常用於壽命實驗。因為我們可以輕易得知牠的壽命是否縮短或延長。

在實驗中，控制熱量延長了線蟲的壽命，在控制熱量的情況下，如果經由基因操作，不啓動自噬作用機能，則無法延長壽命。於是我們得知想要延長壽命，自噬作用是必要條件。這份報告也指出尿石素為有效活化自噬作用的成分。石榴及莓果類含有尿石素。

還有另一項發現。線蟲、蒼蠅、老鼠以及人類的自噬作用都會隨著年齡低落。之前已經提過自噬作用將會隨著老年低下。

彙整一下重點，我們得知「沒有自噬作用時，已經延長的壽命也會縮短」、「自噬作用將會隨著年紀減少」。

我們的研究團隊證明，自噬作用之所以會隨著年齡低下，原因在於細胞裡一種名為「Rubicon」蛋白質增加。

Rubicon 蛋白的存在相當於自噬作用的控制器。在第 1 章曾經提到「油膩的食物對自噬作用有害」，油膩的食物也會使 Rubicon 增加，導致自噬作用低下。如今，Rubicon 可說是研究自噬作用的一大關鍵。

136

80歲也能跑完全程馬拉松

有一個實驗的主題是「預防自噬作用低下將如何影響壽命？」這個實驗的結果應該會改變各位今後的健康常識。

我們先看對壽命造成的影響，**利用基因操作，去除線蟲與蒼蠅的 Rubicon，在活躍的自噬作用影響之下，壽命平均延長 20%**。很厲害耶。如果是現今的日本人，延長 20% 後，平均壽命將會超過一百歲。

得到這個結果之前當然也經歷各種波折，如果聊太多實驗方法，大家可能會覺得不耐煩，我們跳過這個部分，繼續說下去吧。

我們發現抑制 Rubicon 不僅能延長壽命，還得到預料之外的結果。

錄下線蟲在培養皿中蠕動的模樣，事後再測定拍攝的動作，製成圖表。結果發現沒有 Rubicon 的線蟲，即使上了年紀，依然能持續不停地蠕動，而且運動量是正常線蟲的兩倍。如果是人類的話，相當於 80 歲還能臉不紅氣不喘地跑完全程馬拉松，非常驚人。

137　第4章　養成美肌與不易生病的強健體魄

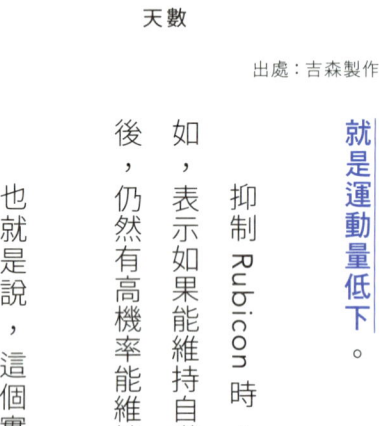

線蟲

線蟲Rubicon 第1天

第5天

(%)
存活率
100
80
60
40
20
0
0   10   20   30   40(天)
天數

經實驗證明

無Rubicon

有Rubicon

出處：吉森製作

為什麼驚人呢？因為**老化的特徵之一，就是運動量低下**。

抑制Rubicon時，即使年老也能活動自如，表示如果能維持自噬作用，在上了年紀之後，仍然有高機率能維持身體年輕時的機能。

也就是說，這個實驗暗示了控制生物的Rubicon，即可延長壽命，或是阻止老化。

人類當然不可能像線蟲一樣，隨心所欲地操作Rubicon（也許將來可以利用藥物控制吧）。還是可以像之前提過的那樣活化自噬作用。**即使有Rubicon，也有可能再次活化隨著老年低下的自噬作用**。

138

自噬作用讓你不容易生病

說到阻止老化,我們是不是真的有需要阻止呢?這是一個非常重要的問題。

「老化是自然的,要違反自然嗎?」、「是不是不太自然呢?」我想也會有人提出這樣的意見,如今,日本有非常多臥病在床與失智症的病例。醫療費用壓迫了國家的財政,也成了社會問題。解決方案也許只剩下活力充沛地活到死去吧。即使忽略醫療費用的問題,也沒有人想要臥病在床。大部分的人應該都想要健康又長壽。

老化的最大特徵便是容易罹患各式各樣的疾病。當然,生病也容易演變為重症,死亡率也很高。

目前我正在進行阻止老化的研究,希望拉近健康壽命與壽命的距離。運用自噬作用延長健康壽命,高齡也不容易生病。

哺乳類老化之後,勢必會生病。既然如此,我們針對抑制導致自噬作用低下的Rubicon能否預防疾病這個主題,進行各項實驗。就結論來說,目前已知抑制

Rubicon 可以維持自噬作用，比較不容易罹患高齡容易發生的疾病。

高齡容易發生的疾病稱為「老化相關疾病」。

例如造成失智症的巴金森氏症、最常見的老年人失明原因——老年性黃斑部病變、容易骨折的骨質疏鬆症。對現代人來說，這些都是常見的疾病，各位身邊應該也有深受疾病所苦的人吧。

在避免自噬作用低下的老鼠實驗中，已經得到不容易罹患這些老化相關疾病的結果。雖然目前只是老鼠實驗，老鼠與人類同為哺乳類，也極可能適用於人類身上，藉由活化自噬作用來抑制老化相關疾病。

「不容易生病，是真的嗎？」也許有人對此半信半疑，所以我們舉幾個例子吧。

以腎臟纖維化為例吧。纖維化是由於內臟的膠原蛋白增加，使器官硬化的疾病。腎臟會排尿困難吧。老年人容易發生腎臟纖維化，不過，在老鼠實驗中，操作基因排除 Rubicon 之後，抑制了老年的腎臟纖維化。

再舉另一個大家熟悉的疾病，**神經退化性疾病**。前面已經說過好幾次，也就是阿茲海默症跟巴金森氏症。前面也提到自噬作用是備受矚目的神經退化性疾病治療

法，停止自噬作用的老鼠，全數罹患阿茲海默症。

雖然目前還有許多尚未闡明的部分，在破壞Rubicon的老鼠實驗中，得知導致巴金森氏症的蛋白質不太容易累積。也許是因為Rubicon增加會使自噬作用低下，無法清除蛋白質斑塊，才會導致神經退化性疾病吧。

對於骨質疏鬆症的預防似乎也有不錯的效果，我們的研究團隊也發現自噬作用可以促進成骨細胞（osteoblast），也就是生成骨骼細胞的機能。

這些實驗結果顯示，利用藥物抑制Rubicon，極有可能抑制疾病。因此，世界各大藥廠都很關注自噬作用。

總結自噬與疾病的關係

我們已經看了各種自噬作用與健康的關係。相信大家應該已經了解活化自噬作用可以延長健康壽命，也極可能有效預防失智症等老化相關疾病。

接下來也許會有重複的部分，我們要介紹自噬作用如何有效對抗疾病。

免疫力方面

自噬作用可以提升免疫力。

捕捉並分解入侵細胞內的病原體，維持免疫細胞的能力，針對病毒等病原體，製造抗體，或是擊殺病原體。然而，上了年紀之後，自噬作用也會低下，導致免疫力衰弱。

這時對傳染病的抵抗力較弱，肺炎等炎症也許可能對生命造成威脅。疫苗也不容易發揮作用。

有個實驗在已經老化的人類製造抗體的細胞上，施以納豆等食品所含有的**亞精胺（活化自噬作用的成分）**之後，自噬作用亢進，恢復製造抗體的能力。此外，亞精胺也能恢復因年歲增長造成的**自噬作用可能提升對傳染病的抵抗力**。癌症免疫力。雖然我們尚未闡明這是否是自噬作用帶來的效果，不過我認為可能性相當高。

生活習慣病

攝取過多油膩的食物時，自噬作用無法正常運作，形成脂肪肝。除了脂肪肝之外，動脈硬化、糖尿病（佔糖尿病95％的第二型）也與自噬作用息息相關。

舉例來說，利用分泌胰島素的脾臟特定細胞，破壞自噬作用所需蛋白質基因的老鼠，不容易分泌胰島素，罹患了糖尿病。

老化相關疾病

巴金森氏症等神經退化性疾病、骨質疏鬆症、老年性黃斑部病、腎臟纖維化等病症，活化自噬作用極有可能抑制這些疾病。

當自噬作用遲緩時，症狀將會惡化。

肝癌

有報告指出，肝臟失去自噬作用機能的老鼠會罹患癌症。從這個實驗中，得知自噬作用預防肝癌的可能性相當高。

順帶一提，當其他器官的自噬作用停止時，很少形成癌症。如今我們尚未發現原因。

心臟衰竭

目前已得知心臟失去自噬作用機能的老鼠，上了年紀或是心臟負荷較大時，容易形成心臟衰竭。

腎臟病

除了老化相關疾病的腎臟纖維化，我們也得知自噬作用與血液中尿酸值過高的腎臟病（因腎臟受傷，導致腎臟功能低下的疾病）相關。當自噬作用反應不佳時，腎臟病將會惡化。

此外，健康老鼠的腎臟自噬作用反應不佳時，老年後將會發生慢性腎衰竭。

以上這些都是目前已知自噬作用低下時，容易發病或惡化的疾病。自噬作用的機能將如何預防疾病，則視疾病而異，也有目前尚未查明的機制。

自從人類發現自噬作用與人類相關後，研究突飛猛進。目前有許多研究都尚在進行。未來，我們應該會了解更多自噬作用與疾病的機制，也會得知自噬作用與更多疾病的關係吧。

我們只知道自噬作用不僅存在於神經細胞、內臟、肌肉、皮膚等等一切細胞之中，目前還未能窺知其功能的全貌。

145　第4章　養成美肌與不易生病的強健體魄

即使沒發揮自噬作用，人還是能以某個形式存活……

最後來談談運用自噬作用確保營養來源的部分吧。

第1章已提到自噬作用指的是細胞分解自身的成分，並將其轉化為養分的功能。這個功能是最基本的作用。最初，人們對自噬作用的了解只限於這個功能。這個機能在酵母的自噬作用中具有重大的意義。

這是因為酵母是單細胞。是單一的存活細胞。幾乎無法儲備營養。也沒有地方可以儲備營養，只能不斷地從周遭環境攝取養分。無法攝取營養時，就會餓死，所以它們會發揮自噬作用，分解細胞內部，化為營養來源。單細胞只能依賴自己的細胞，這可是存活的重大問題。直到能從周遭攝取營養，這段期間都要靠自噬作用延長生命。

由於它的細胞內容物十分有限，光靠自噬作用也不可能無止境地持續下去就是了。

另一方面，人類是多細胞生物。有專門負責儲備營養的細胞。其中有名的就屬

146

脂肪細胞、肝臟和肌肉也會儲備營養。從這些地方供給營養。因此，即使你「肚子好餓，快餓死了」，實際上也不會死亡。因為體內儲存了充足的營養。即使自噬作用沒發揮機能，也能維持相當長的時間。

然而，要是一直沒有食物，儲備的營養也會耗盡。雖然日本近年已鮮少聽聞此情況，但過去在戰爭或災害期間，也曾發生嚴重的饑荒導致大量的餓死者。有人可能看過納粹集中營或非洲內戰時，手腳都瘦成皮包骨、最終死去的人的照片。這應該是自噬作用分解了肌肉細胞內部造成的現象。直到最後一刻，自噬作用仍然一直運作著。

當你忙得沒空吃午餐，肚子餓得咕咕叫時，細胞也啟動自噬作用。不過，這並不像酵母那般，會立刻左右你的生死。

然而，有一個例外，有時也與性命相關。那就是出生的那一刻。

有一個實驗藉由操作基因的方式，讓老鼠失去自噬作用，觀察牠出生時的情況。

你們知道沒有自噬作用的老鼠，出生之後怎麼了嗎？全都在24小時內死亡。研究得知當來自臍帶的營養斷絕後，老鼠寶寶的肌肉與肝臟啟動自噬作用，靠這些營養存活。

我們無法在人類身上進行同樣的實驗，不過人類應該也會得到相同的結果。

不可思議的是，失去自噬作用機能的老鼠，幾乎不會喝母奶。當大腦未能發揮自噬作用時，就不會下達喝奶的指令。即使用滴管強制餵食，老鼠仍然會死去。

於是，研究人員嘗試製造出一種僅在腦部維持自噬功能、但全身其他部位自噬功能已停止的小鼠進行實驗。結果顯示，小鼠分為存活和死亡兩類。那些能夠喝到母乳並存活下來的小鼠之後依然健康活躍。

也就是說，自噬作用確保的營養，對哺乳類來說，是出生後不可或缺的機能，但其作用也受到相當的限制。

雖然自噬作用對於哺乳類的生死影響力有限，如果自噬作用的效果僅限於「攝取營養」的話，相關的研究或許不會像現在這麼廣泛吧。

148

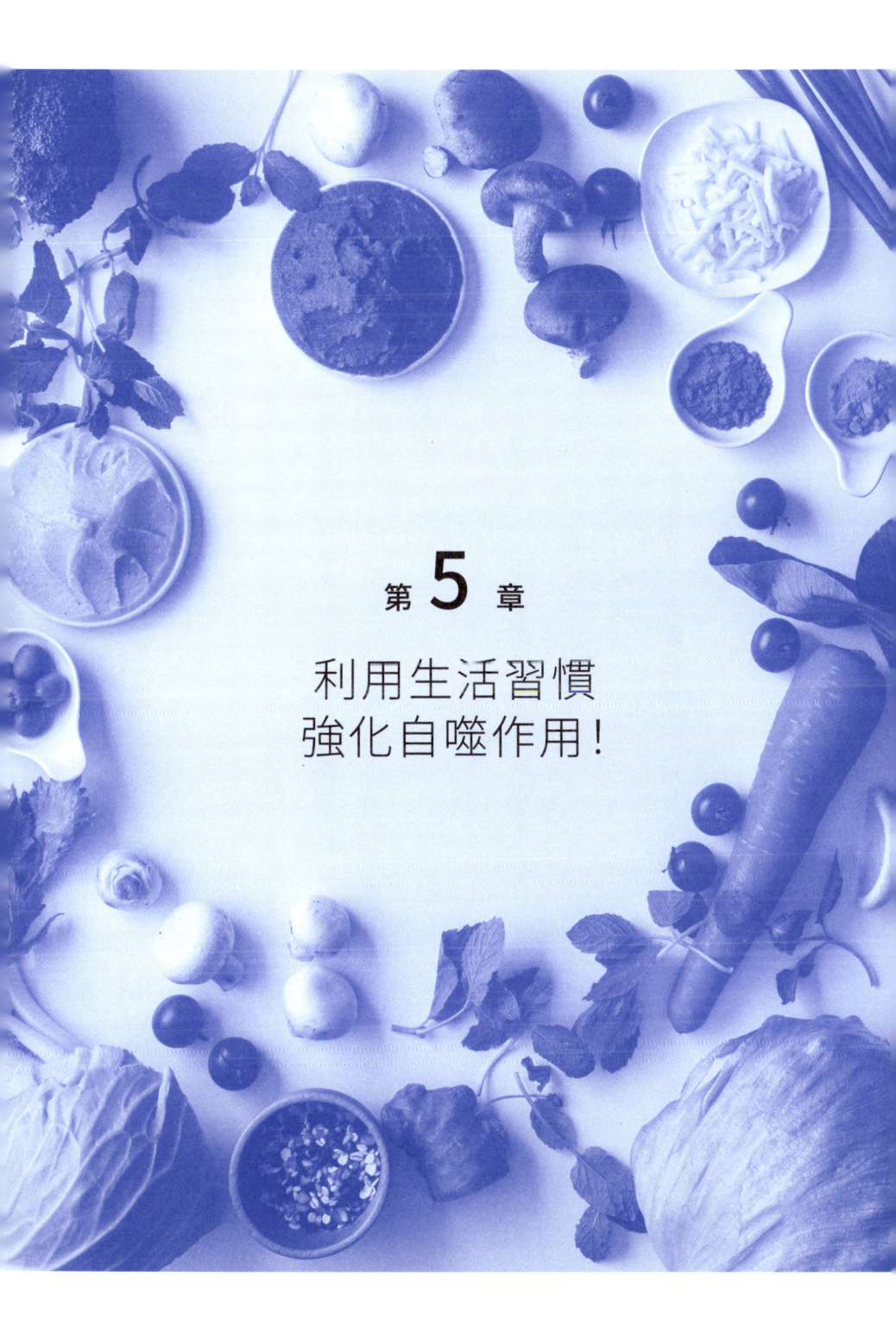

第 5 章
利用生活習慣強化自噬作用！

在不服藥的情況下強化自噬，才是最佳狀態

我們了解自噬作用與疾病的關係後，應該加快腳步，開發活化自噬作用，預防疾病的藥品。我（吉森）為了盡一己之力，也鎮日埋首於研究之中。

然而，新藥並不是一朝一夕就能完成。我們<u>非常慎重地審視是否安全</u>。

因此，在實際問世之前，需要耗費的時間，也許超乎各位的想像。就算要花十年、二十年，也不足為奇。

經過反覆實驗，有時候用在猴子身上明明非常有效，在人類身上卻起不了作用。也許這種說法不是很正面，開發新藥也像是一場賭博。

即使努力推出新藥，每一種藥都會有副作用。尤其是期待自噬作用功效的疾病，除了傳染病之外，幾乎都是慢性病。

慢性病是需要長期治療的疾病。還要長期服用藥物。如果可以，每個人都想要避免這樣的情況。

最好的情況當然是不吃藥就治好。在<u>不吃藥的情況下，提高自噬作用，那是最</u>

150

棒的情況了。

隨著老化的腳步，Rubicon增加，導致自噬作用低下。不過我們也提過很多次，只要提升自噬作用，就極有可能活力充沛地活得更久，即使自噬作用隨著年齡低下，也能再次活化。

在這個部分，除了之前介紹過的飲食法，還要介紹零副作用，提升自噬作用的方法。不管是從明天開始，還是讀完本書立刻開始，希望大家務必參考內容，自行調整。

不睡覺的人容易死

想要活化自噬作用，飲食自然很重要，改善運動、睡眠等生活習慣，也是不可或缺的事項。最近備受關注的就是自噬作用與睡眠的關係。

話說回來，不睡覺的人本來就容易死。

為什麼人類需要睡眠呢？雖然我們不清楚睡眠中會發生什麼事，總之不睡覺容

151　第5章　利用生活習慣強化自噬作用！

易死。也有無法入睡的疾病（致死性家族失眠症 Fatal familial insomnia）。到了某個年紀突然失眠了，最後導致死亡。

也許大家認為睡眠可以讓大腦休息，不過大腦並不會休息。**在睡覺的期間，大腦仍然十分活躍**。雖然我們完全不明白大腦在做什麼，不過我們得知大腦的活動與清醒的時候完全不同。

大家可能認為生物都需要睡眠，不過沒有神經的生物不會睡覺。

因此，睡眠肯定與神經有密切的關係。睡覺似乎不僅是單純的休息，如今，睡眠仍然是生命科學上的重大謎題。

無論如何，睡覺與疾病、壽命有關。最近的研究發現，除了睡覺之外，睡眠品質也很重要。自噬作用可能扮演重要的角色。

睡眠也能促進自噬

「睡眠與活化自噬作用有關」，聽到這句話，也許大家會想「睡一場好覺可以提升自噬作用」。然而，事情可沒那麼簡單。**重點在於夜間的充足睡眠**。

生物都有自己的<u>晝夜節律</u>（circadian rhythm）。換個簡單的說法，就<u>是</u>生理時鐘。

到了一定的時間自然會想睡覺，睡一段時間後自然醒來。儘管目前人們尚未完全闡明生理時鐘的實際樣貌，已經逐漸釐清一些事實。

舉例來說，即使人類一直關在洞穴裡，處於伸手不見五指的狀態，仍然會以25小時為週期，進行活動。行動並不會受到周遭亮度的影響。

透過蒼蠅實驗，我們得知自噬作用與生理時鐘的關係。

我們從蒼蠅的生理時鐘之中，得知在該睡覺的時間處於睡眠狀態，自噬作用將會提升。因此，我們該注意的<u>是配合生理時鐘的周期睡覺</u>。睡午覺並不會促進自噬作用。

雖然這只是動物實驗，晝夜節律是許多生物的共通特徵，應該有極高的可能適用於人類。

睡覺時啓動自噬作用，也許與「人類爲什麼需要睡眠」有關吧。順從晝夜節律，促進或抑制自噬作用，顯示了自噬作用左右睡眠品質的可能性。如果這是事實，說不定提升自噬作用也能改善睡眠品質。

努力做有氧運動吧

研究發現適度運動也能活化自噬作用。

大家憑感覺也知道運動對身體有益吧。

與其動也不動，運動肯定比較好。<u>快走等有氧運動對自噬作用十分有效</u>。

154

動物實驗也證明了這個事實。

去過健身房的人,應該知道有一種器材叫跑步機吧?這是一種有氧運動用的訓練器材,器材的輸送帶會移動,可以在上面跑步或快走。

讓老鼠在實驗用的跑步機奔跑,報告指出肌肉的自噬作用量增加了,不容易罹患糖尿病。

由於這是老鼠的實驗結果,不知道對人類有多少效果,不過人類也是哺乳類,應該也有活化自噬作用的效果。

將自噬作用加入日常生活

儘快利用飲食生活、睡眠、運動,養成提升自噬作用的習慣,可以延長健康壽命。

再次複習這個部分的重點吧。

1、飲食——一日三餐、八分飽、睡前不進食

至於該吃什麼、該怎麼吃，請參考第 2 章。

首先，大前提是限制熱量可以促進自噬作用活性化，延長健康壽命。限制熱量的方法不拘。只要控制一定期間內的總熱量，即可活化自噬作用。

然而，現實中有許多從事體力工作、忙於育兒及照護的中高齡人士，如果採取極端的熱量限制，可能會導致營養不良的風險。維持「一日三餐、八分飽」即可。極端的斷食不進食可以活化自噬作用，不過我們仍然不知道斷食多久才有效。極端的斷食反而會使肌肉萎縮。持續過度斷食，極有可能形成「四肢很細，肚子鼓脹」的體型。這下就本末倒置了。

上班族都會遇到在聚餐、餐會吃太多的情況。這時只要少吃一餐或是吃少一點，進行調整就沒問題了。

此外，**晚餐也要早點吃，注意不要在剛吃飽的狀態下入睡**。

156

進食會使自噬作用暫時減弱。睡眠時會提升，為了促進自噬作用，睡前最好不要進食。

2、不吃高脂肪食物

前面也說明吃油膩的食物會影響自噬作用的功效，形成脂肪肝。從自噬作用的觀點看來，高脂肪食物最好少吃。

具體來說，指的是炸物跟肥肉的「油脂」。雖然橄欖油含有活化自噬作用的成分，不管是動物性還是植物性油脂，都會使自噬作用減弱。

然而，油脂也是人體的能量及細胞的材料，請不要採取完全不碰油脂等極端的手法。

3、睡眠——夜間充足的睡眠

自噬作用並不是受到睡眠時間控制,而是受到晝夜節律的控制。睡眠、血壓、體溫,則會受到人與生俱來的生理時鐘的節奏變動。晚上睡覺比白天睡覺更重要。

4、運動

適度的運動可以活化自噬作用。其中,快走等有氧運動的效果更佳。

利用均衡的生活強化自噬作用

前面已經介紹了活化自噬作用的食品、飲食生活、生活習慣。

一天三餐、充足睡眠、發酵食品、適度運動等等。相信各位已經發現了。提高

158

自噬作用的生活並沒有什麼特別的方法。反而是「從以前到現在都對身體有益」的飲食及生活，對自噬作用有不錯的效果。

儘管自噬作用直到最近才廣為人知，我們也尚未理解它的所有機制，不過，我們從前就熟悉的生活，才是最有效果的方法。

在本書開頭也說明了，在飲食、健康方面，採用極端的方法有害無益。

因此，聽說自噬作用對身體有益，就一股腦地提升自噬作用，並不是一件好事。雖然空腹會讓自噬作用提升，這是因為感到生命危機，才分解自己營養的舉動。同樣的，曝露於輻射或紫外線之下，體溫劇烈激盪時，自噬作用也會提升。也就是說，感到壓力，察覺生命有危險時，就會呈現提升的傾向。是不是只要一直處於高壓狀態下就好呢？未必如此。原本，不要面臨這些壓力才是最好的狀態。

不勉強、維持均衡。這是活在人生百歲時代，與自噬作用和睦相處時，最重要的態度吧。

不老不是夢

人類成為生物中「進化」程度最高的生物。如今，已經從與其他生物的生存競爭之中勝出。在數量方面，像細菌這類比人類還多的生物還不少，不過我們無法否認，人類已經成為地球上最優勢的生物了。

如今，人類想要顛覆在進化過程中選擇的死亡與老化。

許多人的願望是「我想長命百歲！我想長命百歲！」，疾呼「我不想變老！」，抗老化商品也非常熱門。

事實上，人類的壽命也延長了。根據厚生勞動省的資料，**2021年日本人的平均壽命，男性為80．05歲，女性為87．09歲**。儘管都比前一年還低，在世界上依然是名列前茅。

順便看一下大約兩百年前，江戶後期時，岐阜縣的某個山中村落的平均壽命，男女都未能達到30歲。儘管當時嬰幼兒的死亡率非常高，壽命的延

160

長也讓人瞠目結舌。

有一個假說是人體在生物學上可以活到120歲左右。最近甚至有論文認為可以活到150歲。

隨著環境改善與醫學進步,人類的壽命逐漸朝向此一極限發展。然而,身體依然會老化。

不過,當今人類運用科學之力,亟欲阻止老化,最好還能不老不死。如何達成這個目標,在人類思索未來時,成了非常重要的問題。

舉例來說,延命治療存在著問題。有人認為違反自然不是一件好事。它的極端即為拒絕醫療。

這個問題沒有解答。

就我個人來說,我不想要長生不死,我想要的不僅是純粹延後死亡,而是在活

第5章 利用生活習慣強化自噬作用! 161

著的時候，能夠充滿活力，我認為這樣的看法並沒有錯。

再複習一次，老化的特徵是比較容易死亡。就人類來說，即使沒有死，老化時需要照護。

「盛行率」，也就是罹患疾病的比例將會比較高。當病情惡化之後，就會臥病在床，需要照護。

舉例來說，日本厚生勞動省總計出可以正常生活，不需要照護，也不需要臥病在床的健康壽命。

在最新的2019年統計中，男性為72．68歲，女性為75．38歲。另一方面，2019年的平均壽命，男性為81．41歲，女性為87．45歲。也就是說，不論男女，晚年大約都要度過大約10年的不健康生活。

現代醫學正在思索如何解決這個問題，或是能不能拉近健康壽命與平均壽命之間的距離。看起來也許像是違逆了進化，不過，我們能夠運用科學，也是進化帶來的結果。進化應該可能擴大人類的大腦，發展科學與技術吧。既然我們已經獲得這些知識與技術，就不可能再走回頭路，對吧？舉例來說，在21世紀的現代，「即使細菌從傷口入侵，也不使用抗生物質」現實中應該沒有人會說這種話吧？

因此，**人類應當將進化獲得的科學之力，運用在有益的方面**。

人類已經不再面臨遭到外敵捕食的危險了。不過，我們還無法戰勝疾病、阿茲海默症、多種傳染病。如何面對這些疾病，成了21世紀的重大課題，解決問題的鑰匙也許就是自噬作用。只要大家在日常生活中多留意，就能提升它的作用。

你是不是也**想活得健康、活出自我，直到死亡的那一刻**呢？

結語

本書乃是針對活化自噬作用的飲食技巧企劃而成。

我想會翻閱本書的大多數人，應該都想要「迅速提升自噬作用」。

自噬作用是支撐我們健康的重要機能。過去人們對失智症的防治束手無策，而自噬作用可能是它的救星，也是想要維持高齡免疫力不可或缺的存在。

本書詳細介紹了提高自噬作用的食材。

然而，我們並不建議只食用這些食物。相信讀完本書的讀者都能理解，本書的內容並不是「只要吃這些就能活化自噬作用」。

書店擺著許多「有益健康的食譜」。也有針對特定疾病或號召可以恢復青春的書籍。相信有人對這些書籍的效果存疑吧。不少書籍沒有明確的根據，有的則採用極端的方法。本書儘可能地揭示了根據。

一切的現象都有優點，也有缺點。

自噬作用也是如此。

本書也提到好幾次，如果想要發揮自噬作用，讓它活化到最佳效果，結論是什麼都別吃。什麼都不吃當然會死掉。即使自噬作用發揮很棒的效果，對人體也不是一件好事。**正確地理解自噬作用是什麼，有什麼樣的可能性，再加進日常飲食及生活習慣當中，這才是我們的目標。**

讀完本書後，也許有人會「咦？」一聲吧。

提升自噬作用的飲食跟生活習慣，有个少都與自古以來流傳的，對身體有益的項目重疊。

像是「**三菜一湯**」的主菜搭配湯品、配菜一起食用，「**一日三餐**」、「**睡前不進食**」、「**適度運動**」等等。

本書認為這些習慣並不只是自古流傳的傳統，而是**抱持最新的科學知識，重新揭示這些項目對身體有益**。

話雖如此，在現代社會中，想要過著本書介紹的生活，並不是一件易事。對於

忙碌工作的中老年人來說，每天規律又正常的飲食，門檻可不低。

再加上有時候會聚餐，或是偶爾也有想吃拉麵或炸雞等高脂肪食物的日子。

因為我們是人，想吃的時候就吃吧。忍著不吃，抱著壓力，說不定對健康反而有不好的影響。

再重複一次，重點在於不要太極端，保持均衡。

舉例來說，如果前一天晚上聚餐吃太多了，第二天早餐吃少一點就行了。餐餐都要準備三菜一湯也不是什麼簡單的事，本書也提出兩菜一湯的方案。也可以採用單一餐盤的吃法，注意均衡，即使吃蓋飯，若是覺得蛋白質不夠，也可以追加小菜，或是啃蛋白棒。即使無法達成目標，隨時保持飲食「地基」的意識，非常重要。再配合加入活化自噬作用的食材即可。

今後，自噬作用的研究應該會更深入。

自從人們發現自噬作用現象，已經超過半個世紀了，對於它的研究才正要開始。

剛開始，也許我們只知道它會在飢餓時，分解自己，獲得營養，後來逐漸發現它與疾病的關係，也讓更多人關注它的存在。

維持自噬作用，可能讓人們上了年紀依然充滿活力，也有可能延長壽命。

活用自噬作用的新藥開發也正在進行。然而，我們不能服用藥物來預防疾病。改善每天的生活習慣，是更容易達成的目標，效果也更好。

其中，<u>每個人都能輕易達成的，便是重新審視飲食生活</u>。

現在是一個追求「ＣＰ值（性價比）」、「ＴＰ值（時效比）」的時代。每個人都想要在最短時間內找到解答。

如果有明確的目的，追求效率可說是再自然不過的事了。

不過，在飲食方面，這就不是最佳方法了。

只顧著追求效率的手法總會有不良影響。也許有人認為，不用均衡飲食，只要

167　結語

吃營養補助食品，補充營養就夠了」，不過此舉只能攝取到營養補助食品的營養素。食用天然的食物，可以同時攝取到目前研究尚未發現的營養素，或是目前認為不重要的營養素。也就是說，我們可以在不刻意的情況下，吸收對身體有益的成分。營養補助食品僅適合用來補充營養。

儘可能地食用以天然食材製作的料理，欲速則不達，這才是通往健康的捷徑。

不勉強，不著急，重新審視飲食，也許可以讓你度過愉快的老年生活。只要能多過一天健康的日子，自然可以減輕對老年身體方面、經濟方面的不安。

隨時隨地都能以自己的步調開始，這也是自噬生活的優點。讀完本書後，請各位別等到明天，現在立刻開始吧。

2023年8月

吉森 保

松崎惠理

影響壽命的因子
Shinde A et al., We are all aging, and here's why. Aging Med (Milton). 2022 Oct 3;5(3):211-231.

自噬作用與肝癌
Takamura A et al., Autophagy-deficient mice develop multiple liver tumors. Genes Dev. 2011 Apr 15;25(8):795-800.

〈第 5 章〉

自噬作用與生理時鐘
Ulgherait M et al., Circadian autophagy drives iTRF-mediated longevity. Nature. 2021 Oct;598(7880):353-358.

自噬作用與運動
Zhang D et al., The Effects of Exercise and Restriction of Sugar-Sweetened Beverages on Muscle Function and Autophagy Regulation in High-Fat High-Sucrose- Fed Obesity Mice. Diabetes Metab J. 2021 Sep;45(5):773-786.
Ghareghani P et al., Aerobic endurance training improves nonalcoholic fatty liver disease (NAFLD) features via miR-33 dependent autophagy induction in high fat diet fed mice. Obes Res Clin Pract. 2018 Jan-Feb;12(Suppl 2):80-89.
Cook JJ et al., Endurance exercise-mediated metabolic reshuffle attenuates high- caloric diet-induced non-alcoholic fatty liver disease. Ann Hepatol. 2022 Jul- Aug;27(4):100709.

褪黑激素的作用
Anna Fernández et al,. Melatonin and endoplasmic reticulum stress: relation to autophagy and apoptosis. J Pineal Res. 2015 Oct;59(3):292-307.

攝取富含褪黑激素的食物,提升抗發炎、抗氧化、免疫力
(堅果含量最多,菇類、穀物、豆科也很豐富)
Xiao Meng et al,. Dietary Sources and Bioactivities of Melatonin. Nutrients. 2017 Apr 7;9(4):367.

薑黃素調節自噬作用,緩和肝纖維化
Desong Kong et al,. Curcumin blunts epithelial-mesenchymal transition of hepatocytes to alleviate hepatic fibrosis through regulating oxidative stress and autophagy. Redox Biol. 2020 Sep;36:101600.

〈第 4 章〉

自噬作用與膚色
Murase D et al., Autophagy has a significant role in determining skin color by regulating melanosome degradation in keratinocytes. J Invest Dermatol. 2013 Oct;133(10):2416-2424.

自噬作用與皮膚老化
Murase D et al., Autophagy Declines with Premature Skin Aging resulting in Dynamic Alterations in Skin Pigmentation and Epidermal Differentiation. Int J Mol Sci. 2020 Aug 9;21(16):5708.

裸鼴鼠不會老化
Edrey YH, Park TJ, Kang H, Biney A, Buffenstein R. Endocrine function and neurobiology of the longest-living rodent, the naked mole-rat. Exp Gerontol. 2011 Feb-Mar;46(2-3):116-23.

短尾信天翁不會老化
Forslund P, Pärt T. Age and reproduction in birds - hypotheses and tests. Trends Ecol Evol. 1995 Sep;10(9):374-8.

起司、堅果、黃豆其及發酵食品含有的亞精胺
Hofer SJ et al., Spermidine-induced hypusination preserves mitochondrial and cognitive function during aging. Autophagy. 2021 Aug;17(8):2037-2039.

黃豆及菇類含有的亞精胺
Munoz-Esparza NC et al,. Occurrence of Polyamines in Foods and the Influence of Cooking Processes. Foods. 2021 Jul 29;10(8):1752.

鮭魚、蝦子、藻類含有的蝦紅素
Lee J et al,. Anti-Oxidant and Anti-Inflammatory Effects of Astaxanthin on Gastrointestinal Diseases. Int J Mol Sci. 2022 Dec 7;23(24):15471.

葡萄酒含有的白藜蘆醇，同時誘發人類癌細胞株的自噬作用及細胞凋亡
Siedlecka-Kroplewska K et al,. The wine polyphenol resveratrol modulates autophagy and induces apoptosis in MOLT-4 and HL-60 human leukemia cells. J Physiol Pharmacol. 2019 Dec;70(6).

論綠茶與自噬作用的關係
Mani Iyer Prasanth et al,. A Review of the Role of Green Tea (Camellia sinensis) in Antiphotoaging, Stress Resistance, Neuroprotection, and Autophagy. Nutrients. 2019 Feb 23;11(2):474.

橄欖油含有的羥基酪醇對自噬作用的功效
Rocío M de Pablos et al,. Hydroxytyrosol protects from aging process via AMPK and autophagy; a review of its effects on cancer, metabolic syndrome, osteoporosis, immune-mediated and neurodegenerative diseases. Pharmacol Res. 2019 May; 143:58-72.

石榴、莓果、堅果含有的尿石素 A 誘發粒線體自噬
Dongryeol Ryu et al,. Urolithin A induces mitophagy and prolongs lifespan in C. elegans and increases muscle function in rodents. Nat Med. 2016 Aug;22(8):879-88.

核桃含有的尿石素 A 的功效
Lei An et al,. Walnut polyphenols and the active metabolite urolithin A improve oxidative damage in SH-SY5Y cells by up-regulating PKA/CREB/BDNF signaling. Food Funct. 2023 Mar 20;14(6):2698-2709.

脂質對壽命的影響
Papáčková Z et al: Effect of short- and long-term high-fat feeding on autophagy flux and lysosomal activity in rat liver. Physiol Res. 2012;61(Suppl 2):S67-76.
Yamamoto T et al: High-Fat Diet-Induced Lysosomal Dysfunction and Impaired Autophagic Flux Contribute to Lipotoxicity in the Kidney. J Am Soc Nephrol. 2017 May;28(5):1534-1551.
González-Rodríguez A et al: Impaired autophagic flux is associated with increased endoplasmic reticulum stress during the development of NAFLD. Cell Death Dis. 2014 Apr 17;5(4):e1179.

〈第 2 章〉

鈣質在夜間吸收率較佳的可能性
Masanobu Kawai et al ,. Intestinal clock system regulates skeletal homeostasis. JCI Insight. 2019 Mar 7;4(5):e121798.

發酵食品整頓腸道環境、調節身體機能的健康效果
「發酵食品所含葡萄糖神經醯胺的健康效果」山本裕貴及其他，生物工學 第 97 卷 第 4 號（2019）

長期攝取味噌湯使夜間血壓降低
Hiroaki Kondo et al,. Long-term intake of miso soup decreases nighttime blood pressure in subjects with high-normal blood pressure or stage I hypertension. Hypertens Res
. 2019 Nov;42(11):1757-1767.

納豆含有的亞精胺
Kobayashi, K et al,. Comparison of soybean cultivars for enhancement of the polyamine contents in the fermented soybean natto using Bacillus subtilis (natto). Biosci, Biotechnol, and Biochem. 2017 Mar:81(3):587– 594.

黃豆及黃豆製品的亞精胺含量
Sagara T, et al. Spermidine and other functional phytochemicals in soybean seeds: Spatial distribution as visualized by mass spectrometry imaging. Food Sci Nutr. 2019 Dec 19;8(1):675-682.

停止腎臟自噬作用的老鼠罹患腎臟病
Kimura T et al., Autophagy and kidney inflammation. Autophagy. 2017 Jun 3;13(6):997-1003.

自噬作用分解細菌及病毒
Noda T, Yoshimori T. Molecular basis of canonical and bactericidal autophagy. Int Immunol. 2009 Nov;21(11):1199-204.

隨著老化低下的自噬作用活性
Nakamura S et al., Suppression of autophagic activity by Rubicon is a signature of aging. Nat Commun. 2019 Feb 19;10(1):847.

亞精胺對壽命的影響
Kiechl S et al., Higher spermidine intake is linked to lower mortality: a prospective population-based study. Am J Clin Nutr. 2018 Aug 1;108(2):371-380.
Pucciarelli S et al., Spermidine and spermine are enriched in whole blood of nona/ centenarians. Rejuvenation Res. 2012 Dec;15(6):590-5.
Filfan M et al., Long-term treatment with spermidine increases health span of middle-aged Sprague-Dawley male rats. Geroscience. 2020 Jun;42(3):937-949.

亞精胺對免疫力的影響
Hofer SJ et al., Mechanisms of spermidine-induced autophagy and geroprotection. Nat Aging. 2022 Dec;2(12):1112-1129.
Al-Habsi M et al., Spermidine activates mitochondrial trifunctional protein and improves antitumor immunity in mice. Science. 2022 Oct 28;378(6618):eabj3510.

尿石素對壽命的影響
Ryu D et al., Urolithin A induces mitophagy and prolongs lifespan in C. elegans and increases muscle function in rodents. Nat Med. 2016 Aug;22(8):879-88.

食材對壽命的影響
Aman Y et al., Autophagy in healthy aging and disease. Nat Aging. 2021 Aug;1(8):634-650.

主要參考文獻一覽

〈第1章〉

限制動物的熱量時,自噬效果可延長壽命
Tóth ML et al: Longevity pathways converge on autophagy genes to regulate life span in Caenorhabditis elegans. Autophagy. 2008 Apr;4(3):330-8.
Hansen M et al: A role for autophagy in the extension of lifespan by dietary restriction in C. elegans. PLoS Genet. 2008 Feb;4(2):e24.
Rana A et al: Promoting Drp1-mediated mitochondrial fission in midlife prolongs healthy lifespan of Drosophila melanogaster. Nat Commun. 2017 Sep 6;8(1):448. Lim CY et al: SAMS-1 coordinates HLH-30/TFEB and PHA-4/FOXA activities through histone methylation to mediate dietary restriction-induced autophagy and longevity. Autophagy. 2023 Jan;19(1):224-240.

絕食及絕食後進餐的影響
Nakamura Y et al., Diurnal variation of human sweet taste recognition thresholds is correlated with plasma leptin levels. Diabetes. 2008 Oct;57(10):2661-5.
Rong S et al., Association of Skipping Breakfast With Cardiovascular and All-Cause Mortality. J Am Coll Cardiol. 2019 Apr 30;73(16):2025-2032.

在酵母的自噬作用中發現必要基因
Tsukada M, Ohsumi Y. Isolation and characterization of autophagy-defective mutants of Saccharomyces cerevisiae. FEBS Lett. 1993 Oct 25;333(1-2):169-74.

人體內每日蛋白質的分解量與合成量
「細胞內蛋白質的回收及生理意義」田中啓二、日本營養・食糧學會誌 第64卷 第4號 221-228（2011）

自噬作用低下及脂肪肝
Tanaka S et al., Rubicon inhibits autophagy and accelerates hepatocyte apoptosis and lipid accumulation in nonalcoholic fatty liver disease in mice. Hepatology. 2016 Dec;64(6):1994-2014.

吉森 保（Yoshimori Tamotsu）

生命科學家，專攻細胞生物學。醫學博士。一般社團法人日本細胞自噬協會代表理事。大阪大學研究所生命機能研究系教授、醫學研究所教授。2017年大阪大學榮譽教授。2018~22年生命機能研究所所長。自大阪大學理學院生物學系畢業後，同大學醫學研所博士課程中輟，隨後任私立大學助教，赴德國留學，1996年以副教授身分參與自噬作用的研究先驅大隅良典（2016年諾貝爾生理醫學獎得主）於國立基礎生物學研究所成立的實驗室。2019年榮獲紫綬褒章，並榮獲多項獎項。著作包括《LIFE SCIENCE 非得長壽的時代的生命科學講義》（日經BP）、《生命的守護機制 自噬作用 左右老化、壽命、疾病的精巧機制》（講談社）及其他。

松崎惠理（Matsuzaki Eri）

一般社團法人日本營養檢定協會代表理事。營養學博士、料理家、女子營養大學營養科學研究所客座研究員，專攻營養流行病學。於營養師培訓學校擔任「統計學」兼任講師。慶應義塾大學畢業。曾任職公股銀行，由於母親罹患癌症，進入女子營養大學研究所，修畢博士後期課程。於藍帶廚藝學院（代官山分校）取得廚藝與糕點全能證照。共同著作有《失智症研究權威教導讓大腦愉悅的湯品》（Achievement出版）。

不老長壽飲食法
最新生命科學 X 營養學！
吃對食物，活化細胞自噬作用，迎接健康到老的人生百歲時代
不老長寿の食事術：オートファジーで細胞から若返る

監督編修	吉森 保　松崎惠理
譯　　　者	侯詠馨
特約主編	霍爾（好室書品）
封面設計	謝宛廷
內頁排版	洪志杰

發行人	許彩雪
總編輯	林志恆
出版者	常常生活文創股份有限公司

地　　　址	106 台北市大安區永康街 14 巷 10 號
讀者服務專線	(02) 2325-2332
讀者服務傳真	(02) 2325-2252
讀者服務信箱	goodfood@taster.com.tw

法律顧問	浩宇法律事務所
總經銷	大和圖書有限公司
電　　話	(02) 8990-2588
傳　　眞	(02) 2290-1628
製版印刷	上海印刷股份有限公司
初版一刷	2024 年 12 月
定　　價	新台幣 420 元
ISBN	978-626-7286-18-0

FB｜常常好食　　網站｜食醫行市集

著作權所有・翻印必究
（缺頁或破損請寄回更換）

FUROCHOJU NO SHOKUJIJUTSU AUTOPHAGY DE SAIBO KARA WAKAGAERU
©Tamotsu Yoshimori, Eri Matsuzaki 2023
c/o The Appleseed Agency Ltd.
First published in Japan in 2023 by KADOKAWA CORPORATION, Tokyo. Complex Chinese translation rights arranged with KADOKAWA CORPORATION, Tokyo through jia-xi books co.,ltd.

國家圖書館出版品預行編目 (CIP) 資料

不老長壽飲食法：最新生命科學X營養學！吃對食物，活化細胞自噬作用，迎接健康到老的人生百歲時代 / 吉森 保　松崎惠理 著；侯詠馨 譯. -- 初版. -- 臺北市：常常生活文創股份有限公司，2024.12　176 面；15X21 公分
-- (HEALTHY PLATE；29)
譯自：不老長寿の食事術：オートファジーで細胞から若返る
ISBN 978-626-7286-18-0（平裝）

1. CST: 長生法 2.CST: 營養 3.CST: 健康飲食

411.18　　　　　　　　　　113018415